リーダーのための
育み合う人間力

自分も周りも大事にして元気な職場をつくる

岡山ミサ子

オフィス JOC（Japan Okan Consultant）代表
ホスピーグループ腎透析事業部 事業部看護系顧問

医学書院

岡山ミサ子（おかやま・みさこ）

オフィス JOC（Japan Okan Consultant）代表／ホスピーグループ腎透析事業部 事業部看護系顧問。

1980年北里大学高等看護学校卒業。2009年放送大学教養学部卒業。新生会第一病院に勤務後，婦長，看護部長，ホスピーグループ腎透析事業部統括看護部長を経て，現職。トップマネジャーを17年務める。長年死と隣り合わせで生きる透析患者・家族のケアに携わり，いのちの現場に向き合う看護師の育成に尽力。2007年 “いのちの根” の集いを発足，医療関係者だけでなく，大人が “いのち，生きる” を真剣に考え語り合う場づくりを行う一方，絵本づくり，絵本を使った大人のワークショップなどを行う。2011年認定NPO法人ビフレンダーズ あいち自殺防止センターを立ち上げ，生きるのがつらい人からの電話相談を受けている。2016年ワークショップデザイナーの資格を取得。2017年セミナー講師養成講座を修了。2019年にオフィスJOCを設立し，“心といのちのケア” の専門家（オカン）としてセミナーを開催中。

オフィスJOCホームページ　https://joc-okan.com/
メールアドレス　misamisa3492@gmail.com

リーダーのための育み合う人間力
自分も周りも大事にして元気な職場をつくる

発　行　2020 年 4 月 15 日　第 1 版第 1 刷ⓒ

著　者　岡山ミサ子

発行者　株式会社　医学書院

　　　　代表取締役　金原　俊

　　　　〒113-8719　東京都文京区本郷 1-28-23

　　　　電話　03-3817-5600（社内案内）

印刷・製本　アイワード

ISBN978-4-260-04195-9

少し長いはじめに

自己紹介

　私は，「1人ひとりが心といのちのケアをして元気な社会にする」ことを使命に，オフィス JOC（Japan Okan Consultant）の代表を務めている。Okan はアルファベットで表記しているが，関西弁のオカンを思い浮かべてほしい。オカンは"成熟した大人"の意味。他者を見守り，居場所をつくり，味方になり，支える大人──つまり，人と人をつなぐ"心といのちのケア"ができる存在と考えている。オカンをたくさん増やして日本を元気にしたいと思っている。

　看護師として 40 年前にキャリアをスタートし，長年死と隣り合わせに生きている透析患者と家族のケアをしてきた。透析関連病院および透析クリニック 8 施設と介護事業所 3 施設，合わせて看護師 300 人のトップマネジャーを 17 年務めた。現在も顧問としてかかわっている。

　看護師の仕事と並行して，2011 年に認定 NPO 法人ビフレンダーズあいち自殺防止センターを立ち上げた。ある患者が自らいのちを絶ったことがきっかけで，立ち上げたボランティア団体である。「生きるのがつらい……でも死ぬのは怖い」そんな電話相談を受けている。これまで延べ 1,500 人の悩みをきいてきた。

　2015 年には青山学院大学ワークショップデザイナー育成プログラムを受講した。修了後は，「人と人をつなぐワークショップデザイナー」として医療・介護の現場を中心に対話の場づくりをして，ワークショップ形式でのリーダーの育成に力を入れている。

こんなリーダーを見てきた

　長く管理者コースを歩む中，これまでいろんなリーダーを見てきた。その中で思ったのは，現任のリーダーは責任感が強く，すでにいろんなことをがんばっているということだ。人と人との間に入って調整役として振り回されていたり，自分のことは後回しにして，自分の心を置きざりにしているリーダーが多い。そんな風にがんばっている現任のリーダーを，私は「がんばリーダー」と呼んでいる。がんばリーダーは次のような行動をとる（あなたの状況に合わせて，下記の患者を利用者や顧客に置き換えて読んでほしい）。

- ・自分がしんどいのに患者さんに笑顔で声をかける
- ・患者さんに怒鳴られても治療するように説得する
- ・体調がわるいのに我慢して最後までやりとおす
- ・仕事が多いのに愚痴も言わずにコツコツこなす
- ・スタッフが休んだらその分の仕事を引き受ける
- ・新人が辞めたいと言った時，話をじっくりきく
- ・スタッフ間でもめごとがあると自ら仲裁に入る
- ・上司が落ち込んだ時に気づかって励ます

　自殺防止の現場では，「生きるのがつらい」「死にたい……でも怖い」「誰にも本音が言えない」という電話がかかってくる。1,500 人の悩みをきいてきて思うのは，リーダーたちは人間関係で疲れ果てているということだ。

- ・上司のパワハラでうつ病を患った管理職
- ・職場の同僚とうまく話ができず，仲間がいないと嘆く援助職
- ・お客さんやスタッフの悩みばかりきいて，自分がおかしくなった営業課長
- ・家庭と仕事場の両方に居場所がないと話す若手リーダー

　リーダーたちは，自分より他者を優先し，自分の思いや感情を誰にも話さない。「迷惑をかけるから」「重くなるから」「嫌われたくない」と言って1人で抱えこみ，心身ともに消耗して，倒れるまで気がつかない。

　リーダーには「自分も周りも大事にして元気になる」，そんなリーダーシップを身につけてほしい。これからのリーダーは，1人で抱えこむのではなく，1人ひとりが役割を自覚していかし合うチームづくりを心がけてほしい。

私もがんばリーダーだった

　なぜこれほどリーダーに心を寄せるのかというと，私もがんばリーダーだったからだ。看護部長になって数年が経った頃，病院の運営で悩んだり，看護師の人員が確保できず八方ふさがりのことがあった。顔面がピクピクけいれんして，眉間にしわを寄せて，奥歯を噛み締めて，1人頭を抱えて悩んでいた。1人で何とかしないといけないともがき苦しんでいた。そんな時，看護師長が「大丈夫ですか？　何か手伝うことがあったら言ってください」と声をかけてくれた。

　私は内心ほっとしながらも，にっこり笑って「大丈夫，ありがとう」と答えた。「ちっとも大丈夫じゃないのに……」と私の心は本当は悲鳴をあげていた。その日の帰り道の足取りは重かった。夜に友人に電話をかけた。何も話さず，ただただ泣いた。情けなくて，やるせなくて，怖くてどうしようもない気持ちでいっぱいだった。そんな気持ちを吐き出すようにとめどなく涙が流れた。友人は理由もきかず，ずっと電話を切らずに「うん，うん」とただただきいてくれた。私は自分が感情を抑えていたことに気づいた。受け止めてくれる人の存在の大きさを感じた。リーダーは，その責任の重さからなかなか本音が言えない。だからこそ，本音で話せる環境をつくる必要性を身をもって感じた。このことがきっかけで，がんばリーダーを応援したいという思いが強くなった。

20年間語れずにいたある患者の死

　看護部長だった10年ほど前に，ある透析クリニックで看護師たちが率直に語り合うデスカンファレンスの場を設けた。看護師たちは泣きながら，亡くなった患者に対する思いや無念さや後悔など，自分たちの感情を吐き出した。私はその時，20年ほど前に自らいのちを絶った透析患者のMさんを思い出した。

　私が看護師になって10年目，主任2年目ぐらいのことだったか。
　Mさんは30歳代の女性。1型糖尿病で若い頃から病いと闘ってきた。腎不全になり，透析を導入するために入院。両親と3人暮らしで，透析室にはいつも母親が付き添っていた。色白の端整な顔立ちで，インテリジェンスが高そうだった。透析室ではほとんど話もせず，4時間の透析が苦痛で，表情は暗く，目線を私と合わすこともなく，透析の機械も見ることができない状態だった。Mさんは，穿刺の痛みから「透析を早く終えてほしい」と訴えた。希望に沿って鎮痛剤を使用したが，一時的にしか効果がなかった。Mさんは「痛みがとれない」と私たちに怒りをぶつけ，薬の効果がなくなると次の薬を何度も要求し，いつもうつらうつらしていた。主治医は「うつ状態の可能性がある」と精神科の受診を勧めたが，本人も家族も拒否した。私たちはMさんの痛みに対して，マッサージをし，腕を温めた。透析のない日には作業療法と気分転換もかねて，ワープロを打つのはどうかと話をもちかけた。最初は彼女もやる気があって，ワープロを打ち始めたが，薬のせいか痛みのせいか長くは続かなかった。
　そして，あの日がやってきた。透析終了1時間前に，「透析やめてー」「早く終わってー」「もうやめてー」とMさんがいつもより大きな声で叫んだ。いつもと違う悲壮感が漂っていた。主治医に相談し，少し早めだったが透析を終わらせた。透析が終わると母親が車椅子を押して，Mさんは下を向き静かに病室に帰った。私は透析室の片づけをして，病棟に申し送りに行った。するとICUに大勢のスタッフが集まり，ドタバタと忙しくしていた。どうしたのかとのぞいてみると，そこには意識が

なく心肺蘇生されている M さんがいた。その後，急変の原因は飛び降り自殺であることがわかり，数時間後に彼女は亡くなった。知らせを受けて駆けつけた父親は，「娘は病気で死んだのです。この子の寿命です」と言って引き取っていった。私も M さんとかかわった他の看護師たちもショックが大きく，誰 1 人として M さんの自殺を口にする者はいなかった。私は罪悪感と無力感からずっとそのことには触れず，20 年間心にしまい込み語らずにいた。

10 年前のデスカンファレンスでは，看護部長という自分の立場を忘れて，その当時の気持ちを語り，看護師たちと一緒に嗚咽するほど泣いた。20 年間心にしまい込み，ずっと語れずにいたことを語った。それを看護師たちにきいてもらい，一緒に泣いてもらうことで，心に刺さっていたトゲが抜けていくのを感じた。看護師たちの前で語ることで，癒され，ケアされた。患者をケアする立場の私がケアされた経験から，ケアする人のケアが必要と感じた瞬間だった。そして，語る場を設けること，語りをきいてくれる仲間をつくることの大切さも痛感した。

人間力を育み合い，元気な職場をつくろう

職場において，リーダーは扇の要のような存在だ。職場内の人間関係を改善して職場風土をよくする役割がある。しかし，職場の上司と部下，新人と先輩との間の調整役になって，振り回されている。強い責任感ゆえ，自分を置き去りにして周囲を優先して，ヘトヘトになっている。そうやってがんばっているリーダーがたくさんいる。ただ，がんばりすぎて心や身体を壊してしまったのでは元も子もない。だからこそ，リーダーには自分と他者を大事にし，自分を豊かにし，人とつながる——そんな人間力を育んでほしい。そして，人間力を高めるには 1 人では限界がある。場をつくって，みんなで育み合ってほしい。相互に影響し合って皆が育つことになる。

本書では，医療や自殺防止の電話相談といういのちと向き合う現場で

私が得た経験から，人間力を育み合うために明日から取り入れられる姿勢や工夫を記した。「これならできそう」と思うものから，ぜひ試してほしい。自分も周りも大事にしながら元気な職場が増えることを願っている。

2020 年 3 月

岡山ミサ子

目 次

第1部　これから求められるリーダーのあり方

第2章 自分を豊かにする

デザイン：荒川浩美（ことのはデザイン）

イントロダクション

今リーダーのあなたへ
これからリーダーになるあなたへ

ヘトヘトな現任リーダーと
リーダーになりたがらない若手

　看護師として40年近く現場に身を置いてきた。感じるのは，超高齢社会や科学技術の進歩により医療・介護を取り巻く環境が激変していることだ。自ずと変化にスピーディーに対応することが求められる。そんな中，現任のリーダーは仕事を自分1人で抱え込んでいっぱいいっぱいになっている。傍から見れば，もっと若手に任せればいいのにと思うかもしれない。だが，その任せ方がわからないのだ。いざ任せようとした時に，一方的な伝え方になってしまったことはないだろうか？　変化を嫌って，「こうやってね」とこれまでのやり方を踏襲するように伝えたことはないだろうか？　これではスタッフを育てているとはいえないし，イコール，スタッフが育たない。この変化の激しい時代にリーダーとしてやっていけるのだろうかという不安，オーバーワーク，人間関係の悩みなども相まってヘトヘトになり，メンタルヘルスの不調に陥る人もいる。ヘトヘトになっているリーダーのところでは，新しいアイデアは生まれない。風通しがわるく，スタッフが定着せず，離職率が高くなる。そしてなにより現場の変革が遅れてしまう。

　では，次世代を担う若手はどうだろうか。人とかかわることに苦手意識をもち，何か言われることが苦手で，傷つきやすくなっている。コミュニケーションに積極的ではない。自分がどう思われているか不安で自信がない。新しいことへのチャレンジに抵抗がある。もちろんこのような若手ばかりではないが，大きな傾向としてこのように捉えられるだろう。当然，リーダーにならないかと話をもっていくと断られる。副主任に推薦したいと話すと，「子育て中でそんな気になれない」「負担が増えるから無理」「管理者は忙しそう」「できるかどうか不安」と口にする人が増えている。私自身は子育てをしながら管理者コースを歩んだが，男性に比べて出世や昇進に価値を見出さない女性が多い看護師の職場では，看護管理者になる意味が問われる。

VUCA な時代──1 人のカリスマ的強いリーダーではなく，誰もがリーダーシップを発揮できる職場に

　変化の激しい時代を生きる私たち。ところで，VUCA という言葉を耳にしたことはあるだろうか？

> 　私たちはいま，「VUCA」な時代を迎えている。VUCA とは軍事用語として生まれたもので，「不安定さ（Volatility）」「不確実さ（Uncertainty）」「複雑さ（Complexity）」「曖昧さ（Ambiguity）」の頭文字を並べた言葉である。今日のリーダーは，VUCA な状況から未来を予見する事を強いられており，未来を冷静に見据えること自体に大きなエネルギーを要する時代に直面している[1]。

　VUCA な時代（図 1）とは，正解のない時代だ。これまでよしとしてきたことが崩壊して，新しい価値体系が生まれる。これまでの仕事がAI・IT の進歩によって，とって代わられる。10 年先には今はない仕事が現れ，今ある仕事がなくなる。個人の趣味嗜好も多様化している。私

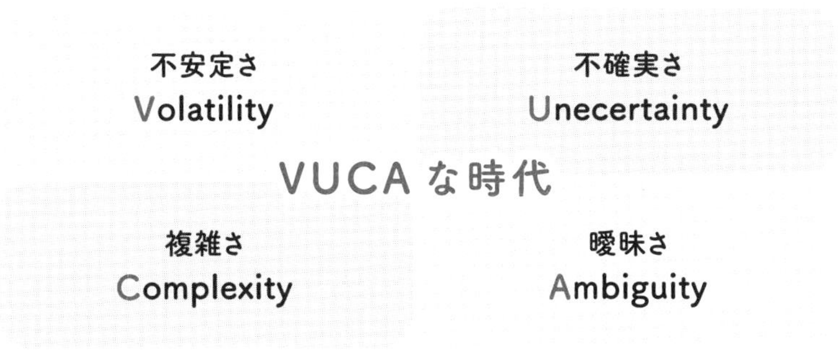

　　不安定さ　　　　　　　　**不確実さ**
　　Volatility　　　　　　　**Unecertainty**

VUCA な時代

　　複雑さ　　　　　　　　　**曖昧さ**
　Complexity　　　　　　　**Ambiguity**

【図 1】VUCA
（ボブ・ヨハンセン著，伊藤裕一，田中良知訳，鹿野和彦監訳：未来を創るリーダー 10 のスキル　不確実性を生き抜く新たな人間の条件．p.30，日本能率協会マネジメントセンター，2013 の記述をもとに作成）

3

たちを取り巻く環境がますますカオス化する。個人にとっても組織にとっても業務の範囲が広く深く複雑になっている。過去にあったものが現在には通用しなくなっている。長期的な予測を立てるのがむずかしい。短期間で転換するので，スピードが求められる。

　看護の現場は，複雑で見えにくい，人を通して人が育つ（例えば看護技術の伝承など）という特徴がある。リーダーがもっている知識や技術は大事だ。ただ，リーダーがもっている知識をひけらかしたところでどうにもならない。今や知識は1分もあれば検索できる。リーダーにとって大切なのは，リーダーとしての"あり方"である。リーダーの信念や価値観（人間観，生命観，死生観，人生観など）が問われる。それらは，日頃の言動や姿勢に現れるからだ。

　これまでリーダーを育成してきて，特別に能力が秀でたリーダーが必要なわけではないと気づいた。

　介護事業所の管理者が退職した後，相談役として入ってとても困ったことがある。退職した管理者は，何もかも自分1人でやっていた。現場の仕事，勤務管理，スタッフ指導，マニュアル作成，悩み相談に対応し，医療や介護の専門的知識も豊富でスーパーマンのようにたくましく優秀な人だった。でも，その人が辞めたら誰も動けない状態になっていた。つまり1人ひとりが育つ組織になっていなかった。1人のカリスマ的リーダーはいらない。私は1人ひとりが自律した人としてともに育ち合う組織づくりをしていきたいと思い，介入した。交流会から始め，互いを知る。自分の役割を自覚する。役割に応じて，それぞれにリーダーシップを発揮してもらった。今では自律した専門職の集団に変化している。

　カリスマ的強いリーダーは周りの人の成長の機会を奪う。自律をそぐ。その結果，依存体質になり，不平・不満を言うばかりで解決策を考えなくなる。つまり，主体的に考え，行動する機会を奪っていることになるのだ。

　カリスマ的強いリーダーにも言い分はあるだろう。しかし，きけば

「私は○○して大変」「○○さんができないから私がやった」など，往々
にして自分に焦点が当たっている。「すごいね！」「さすが！」と認められ
たいのだ。自分が何かをやっていないと存在感を発揮できないと感じ
ている。強そうに振る舞っているが不安や自信のなさが根底にある。

　カリスマ的リーダーの弊害は，周りの人の成長の機会を奪うだけでは
ない。1人の強いリーダーでは，変化の激しい時代にもはや太刀打ちで
きないのだ。

> 　職場のメンバーのそれぞれが，公式的な役職や役割と関係なく，必要
> なときに必要なリーダーシップを発揮している状態がシェアード・リー
> ダーシップの状態である。それは，職場の目標を達成するために，今，
> このタイミングで発言することが大事だ，と感じたときに発言すること
> である。また，誰にも指示されていないけれど，職場の目標達成のため
> に，今，この行動をすることが大事だ，と感じたときに行動すること
> である[2]。

　**公式なリーダーでなくとも，他のメンバーに影響力を発揮していれば
リーダーということになる。リーダーの地位にない人もリーダーシップ
を発揮する──誰もがリーダーなのだ。**職位や年齢を問わず誰からでも
学べるフラットなリーダー，人と人をつないでいく（例えば，若手と管
理者をつなぐ）コミュニケーターの役割ができる人材が求められる。
　看護の現場では，日常業務でチームリーダーやチームメンバーの役割
を担う。例えば，新人看護師の指導を担当するプリセプター，プリセプ
ターと新人看護師をサポートするアソシエイト，プロジェクトや委員会
活動などにおいてリーダー的役割を任せられることがある。受け持ち患
者の退院支援に向けて，家族や院内外の多職種と調整を図り，退院支援
カンファレンスを運営することもある。誰もが何らかの役割をもってい
るし，他のメンバーに影響を及ぼす機会が多い。

5

> 私たち一人ひとりが，企業が，そして社会が，つながりの中で分かち合い，誰もがシェアする当事者になる[3]。

リーダーをシェアする時代——誰もがリーダーシップを発揮する機会が多くなる。

1 人ひとりがリーダーシップを発揮するために しかけをつくり，仲間と一緒に育ち合う

あなたが現在公的なリーダーの地位にあるならば，これからはしかけをつくることを意識してほしい。これからのリーダーの役割は，以下のようなしかけをつくることだと私は考えている。

・人と人をつなぐ
・若手に機会を与える
・育ち合う場をつくる
・不平・不満が言える安心・安全な場をつくる

カリスマ的リーダーのように主役になるのではなく，スタッフが主役になれるようにファシリテーター的にしかけをつくる。私もファシリテーター型リーダーになって若手を育てている。育っていく若手から私も気づきを得て，ともに育ち合うことができる。

> 知識や情報伝達もピラミッド型の社会では，特別な権威者から上から下へと一方的に行われた。それなりに効率はよかったのだ。時には，下から上へと返ることもあったが，いずれにせよ一方通行の応酬だ。ウェブ型の社会の中では，同時かつ双方向だ。そこでは，特別な権威者はいないしあってほしくない。水平的な対等な関係の中で，お互いの違いを豊かさにして，相互に交流し合う中で，お互いや全体を育んでいく。そ

> の関係は，ピラミッドより，輪になって集うような，サークル型の関係
> だと言えよう。誰かが上に特別な存在としているのではなく，誰もが等
> しくその輪の一部を担うような関係。そんな関係を取り持ち，引き出
> し，活性化していくのが「ファシリテーション」なのだ[4]。

　繰り返すが，主役はリーダーではない。先生と生徒，上司と部下のように上下の関係ではなく，横並びで，課題に立ち向かう。そして，リーダーは，仲間と一緒に考える。コミュニケーションをとって，もっている力を引き出し，認め，支える。その時，リーダーがビジョンや目標を示し，ともに歩めるように支える（図2）。

　ワークショップデザイナープログラムを受講した際，時代とともに変化するリーダーのあり方（図3）を学んだ。指導から支援へ，教育から引き出すへ，話すからきくへ，自己主張から1人ひとりを大切にするへ，出る杭を打つから多様性を尊重するへ，先生から支援者へといった具合に，これからはワンマンで強力なリーダーではなく，**ファシリテーター型リーダーが求められている。**

> 　ファシリテーションは，リーダーシップの一形態である。リーダーと
> 同じように，ファシリテーターにも特有の役割がある。つまり，グルー
> プのメンバーを鼓舞し，誘導し，参加を促して，創造性や当事者意識，
> 生産性を引き出すというものだ[5]。

　ファシリテーター型リーダーの行う管理とは，人と人をつないで相互作用がはたらくようにすること。人と人とをつないでチーム・組織をつくっていく時に注意したいのは，個人の能力や性格を決めてかからないことだ。個人を見るのではなく，人と人の関係性に焦点を当ててほしい。今所属しているチームではそのよさをうまく発揮できていない人でも，チームや指導者を変えるなど，組み合わせを変えるだけで成長することがある。「個人」より「関係性」の重視に視点を転換させる。

　なぜファシリテーター的に人と人とをつなぐことが重要なのか。

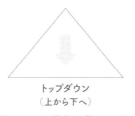

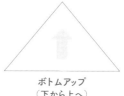

トップダウン
（上から下へ）

ボトムアップ
（下から上へ）

・一部の人が，情報や権力を独占し，必要に応じて，下位の者に情報を流す

・ビジネスの世界で上から下への一方通行では現場に対応できないとして出てきた（「改善」や川下発想など）

ピラミッド型社会

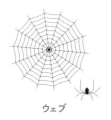

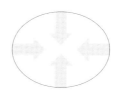

ウェブ

サークル

・クモの巣のようにすべてが相互につながり関連していて，よい意味でもわるい意味でも双方向で瞬時に影響し合う

・上下ではなく，平たい対等の立場で，お互い力を引き出し合うサークル（輪）の関係が大切
・中心からみんなが等距離

ウェブ（ネットワーク）型社会

【図2】「ピラミッド型社会」から「ウェブ型社会」へ
（中野民夫：ファシリテーション革命　参加型の場づくりの技法．pp.30-31，岩波書店，2003 を一部改変）

　　21世紀型の成熟社会で求められるのが情報編集力である。情報編集力とは，身につけた知識や技術を組み合わせて“納得解”を導き出す力だ。正解をただ当てるのではなく，納得できる解を自らつくり出すところがミソ。

　　納得解を導き出す力というのは，ジグソーパズルでピースを置く場所を探すのではなく，レゴブロックを組み立てるイメージだ。

　　正解は1つではなく，組み合わせは無限である。そのなかで自分なりに世界観をつくり出せるかどうかが求められる[6]。

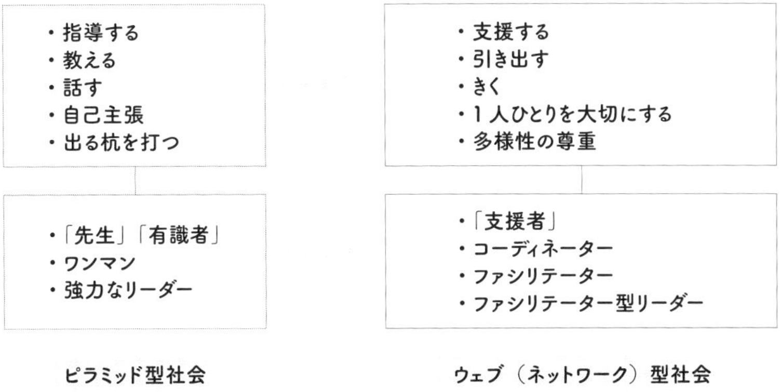

| ・指導する
・教える
・話す
・自己主張
・出る杭を打つ | ・支援する
・引き出す
・きく
・1人ひとりを大切にする
・多様性の尊重 |

| ・「先生」「有識者」
・ワンマン
・強力なリーダー | ・「支援者」
・コーディネーター
・ファシリテーター
・ファシリテーター型リーダー |

ピラミッド型社会　　　　　　　　ウェブ（ネットワーク）型社会

【図3】時代とともに変化するリーダーのあり方
（中野民夫：青山学院大学ワークショップデザイナー育成プログラム　eラーニング資料を一部改変）

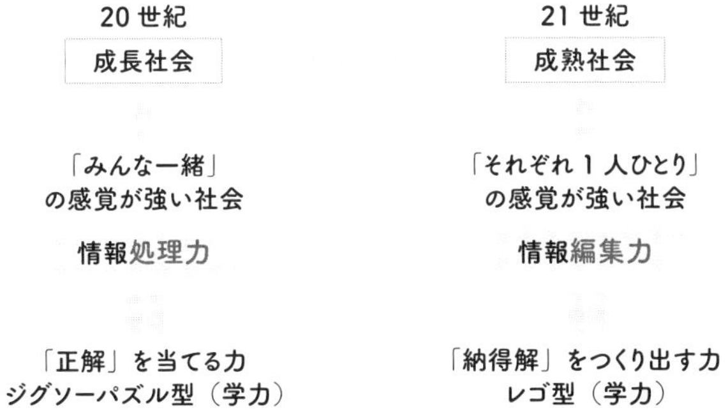

| **20世紀**
成長社会 | **21世紀**
成熟社会 |

「みんな一緒」
の感覚が強い社会　　　　　　「それぞれ1人ひとり」
の感覚が強い社会

情報処理力　　　　　　　　　　情報編集力

「正解」を当てる力
ジグソーパズル型（学力）　　　「納得解」をつくり出す力
レゴ型（学力）

【図4】情報処理力から情報編集力へ
（藤原和博：本を読む人だけが手にするもの．p.134，日本実業出版社，2015を一部改変）

　ここでいうジグソーパズル型の思考は，たった1つの正解を導き出そうとする。先生が正解をもっていてみんながそこに導かれる。「みんな一緒」の感覚が強い。一方，レゴブロック型の思考では，レゴの組み合わせは無限である。正解はなく，納得できるものをつくり上げていく（図4）。

レゴブロック型の思考において，リーダーに求められるのは，情報を処理する力ではなく，いろんな情報を編集する力である。これからの時代は，たくさん情報をもっていればよいというわけではない。いろいろな情報をうまく組み合わせていかなければならない。誰がどんな情報をもっているのかを知り，自分のもっている情報と誰かがもっている情報をつなげていく。すると新たなものが生まれる。

　VUCAな時代において，目の前の課題に最適解を導き出すために1人でできることはたかが知れている。他者とつながり，仲間をつくっていく。1人ひとりが強み・弱みを出し合い，互いを補い，いかし合う。「得意分野はないから……」なんて思わずにつながってほしい。

　先に述べた「これからのリーダーはしかけをつくる」（6ページ）に関連するが，リーダーには，仲間と育ち合うための場もつくってほしい。なぜ仲間と一緒に育ち合うことを強調するのか？　社会の変化するスピードが速く，1人ひとりの能力に注目してゆっくり育てるのでは追いつかないという背景がある。だがそれ以上に，これまで研修を行ってきて，相互作用に注目してお互いを育み合うことが効果的だと感じたからだ。

　最初はなかなか自分を表現できなかった人が，仲間の影響を受けて積極的に語り出す。目立ちたがり屋の人が，人の話をじっくりきけるようになる。悩んだ時に相談できる仲間になる。特別に秀でた人でなくても，相互作用でリーダーとして育っていく。

　そのカギとなるのは，「対話」だ（対話の場をつくることについては，212ページで述べる）。リーダーは，多様な人がいるのだから完全にはわかりあえないことを自覚しつつ，互いの違いを理解するための対話の場をつくる。何を言ってもよいという安心・安全な場であることを保障した上で，それぞれの考えや思い，感じたことを出し合う。そうすることで気づきが生まれ，育み合える。多様な人がいることを強みにするのだ。対話を重ねながらチーム，組織をつくる。

軸となるのは人間力

　VUCA な時代だからこそ，リーダーは学ぶ力を高め，変化を生み出す力を養う。自分と向き合い，目の前に繰り広げられた環境に適応していく必要がある。これからは，**1 人ひとりがリーダーシップを発揮するためにしかけをつくり，仲間と一緒に育ち合えるようにすることがリーダーの役割だ**と記したが，その軸になるのが**人間力**だと考えている。

　自分と相手との関係性においては，相手の立場から考える目線をもって，お互いの違いを認める。個ではなく関係性に焦点を当てて人とつながり，さらに人と人をつないでいく。そして，チーム力を高め，仲間づくり，コミュニティづくりをしていく。そこで多様性を受け入れいかしていく。考え方が違う仲間と集うことで新たな発想が生まれる。変化に対応できるようになる。そして，組織のミッション・ビジョンの実現に向けて，自分の役割を自覚して，自分自身を変化させながら組織の変革を推進していく。

　第 1 部から，リーダーの「あり方」を，そして，そのリーダー像を体現するために不可欠な人間力の育み合い方を見ていこう。

📖 引用文献

1) ボブ・ヨハンセン著，伊藤裕一，田中良知訳，鹿野和彦監訳，未来を創るリーダー 10 のスキル 不確実性を生き抜く新たな人間の条件．p.30，日本能率協会マネジメントセンター，2013.

2) 石川淳：シェアド・リーダーシップ　チーム全員の影響力が職場を強くする．p.53，中央経済社，2016.

3) 石山アンジュ：シェアライフ．pp.28-29，クロスメディア・パブリッシング，2019.

4) 中野民夫：ファシリテーション革命　参加型の場づくりの技法．pp.30-31，岩波書店，2003.

5) フラン・リース著，黒田由貴子・P.Y. インターナショナル訳：ファシリテーター型リーダーの時代．p.18，プレジデント社，2002.

6) 藤原和博：本を読む人だけが手にするもの．p.133，日本実業出版社，2015.

第1部

これから求められる
リーダーのあり方

1 あたたかさときびしさを もち合わせたリーダーになる

　リーダーのあり方について考える時，いつも思い浮かべる2つの言葉がある。1つは，看護教員の養成研修時代に学んだ教育原理の中尾正三先生の言葉——「人が育つには，げんこつと乳房が必要」。げんこつはきびしさ，乳房はあたたかさを表している。もう1つは，日本の自殺防止センターの創設者である西原由記子氏の言葉——「悩んでいる人の話をきく時は，ホットなハートにクールなヘッドが必要」。

　リーダーはあたたかい心で人を受け止め，その人のもてる力を引き出し，元気づける。そうしながらも頭の中ではクールに考え，未来に向けて挑戦し課題に挑む。きびしい環境の中でも先頭に立ち，やり抜く。しかしきびしいだけでは，人はついてこない。ゆえにきびしさ一辺倒ではなく，やさしさももち合わせたリーダーが求められる。状況や場面，相手に応じて，あたたかさときびしさのそれぞれが柔軟に出てくるようなイメージである（表1-1）。

　表1-1に示したあり方について，次ページから1つずつ見ていこう。

【表1-1】あたたかい（ホットな）リーダーときびしい（クールな）リーダー

あたたかい（ホットな）リーダー	きびしい（クールな）リーダー
❶ must ではなく want で情熱を傾ける	❶ ありのままの自分で対応する
❷ 信頼されるのではなく信頼する	❷ 嫌われても言うべきことは言う
❸ 太陽・月・風のように元気づける	❸ 考える前にまずは行動する
❹「助けたい病」をやめる	❹ やり続ける先に見えるものがある
❺ ワイガヤな楽しい場をつくる	❺ 出る杭は打たれる，されど出る
❻ 本当にきくには問い返す	❻ 経験知を見える化する
❼ 受け入れるのではなく受け止める	❼ 謙虚に誰からでも学び続ける
❽ 傷ついたら素直に反応する	❽ 未来から今を思考する

2 あたたかい（ホットな）リーダー

❶ must ではなく want で情熱を傾ける

「自分は未来に向かって，こうなりたい」「相手にはこんな風になってほしい」「こんな風に育てたい」「こんな職場にしたい」——私たちは，さまざまな「〜したい」という思いをもっている。「〜したい」という思いがあるからこそ，行動に移せる。

しかし，実際のところ，私たちは「〜したい」よりも先に，「〜しなければならない」と考えがちである。「私はこうならなければならない」「相手にはこうしなければならない」「こんな風に育てなければならない」「よい職場にしなければならない」といった具合に，「〜しなければならない」と思ったとたんに，息苦しく窮屈になる。エネルギーが奪われてしまう。だから一歩も動けなくなる。

ならば，「〜しなければならない（must）」ではなく，「〜したい（want）」に変えてみてはどうだろう。「〜したい（want）」に変えて，情熱・エネルギーを傾ける。それが表情や言動に現れて，行動に結びつく。

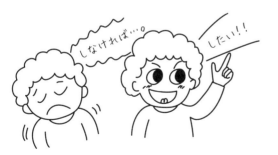

リーダーは，must ではなく want に変えて行動する。

Must ではなく want に変えるには……
▶ want（〜したい）理由とメリット出しで見つめる（62 ページ）

15

❷ 信頼されるのではなく信頼する

　リーダーは信頼されることを優先して，なんでも引き受けてしまうことが多い。リーダーがそうやって引き受けている間は，相手の成長を妨げることになる。リーダーには引く力が大事。「やらない」と決めることだ。相手が主体になるように，リーダーは支援・サポート，下支え役になる。つまり，信頼されることを求めるのではなく，人を信頼して任せる。なぜならば，仕事は1人ではできない。自分の欠けている部分を誰かに頼んだり，頼ったりする。任せることで，相手がはじめて力を発揮できることもある。信頼して任せることで人は育っていく。何でもできるリーダーだと認識されることで，羨望のまなざしで見られるかもしれない。しかし，完璧なリーダーのもとで人は育たない。リーダーこそ，1人ひとりのもっている力を見きわめて，任せる。

　まず，リーダーは自分自身を信頼しよう。自分の欠けている部分を認め，欠けている部分も含めて「全部OK」と全肯定する。自分自身を信頼することができてはじめて，人を信頼することができる。誰しも欠けている部分がある。だから補い合いながらみんなで育ち合えばいい。

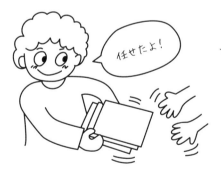

任せたよ！

　リーダーは自分と相手を信頼して任せるのだ。

信頼されるのではなく信頼するには……
▶1人ひとりが役割をもっていかし合う（190ページ）

❸ 太陽・月・風のように元気づける

　元気づけると一言でいっても，さまざまな方法がある。場面に応じて，太陽・月・風のような元気づけをしてはどうだろうか。

太陽のような元気づけ

　「明るく笑顔でがんばろう！」というメッセージで背中を押す。何かを成し遂げた時は，「すごいね」「やったね」と声をかける。するとエネルギーが湧いてくる。自分のもてる力以上を発揮できることもある。ポジティブなメッセージは，人を思いもよらないところへ連れていってくれる。

　リーダーは率先して，チームのメンバーと一緒にチームでポジティブな姿勢・行動・言葉を実践してほしい。職場が元気になるはずだ。

月のような元気づけ

　暗闇を照らす月あかりはやさしい。そんなやさしい元気づけが必要なときもある。人生はいつもよいことばかりではない。ストレスになるような出来事が起きた時，自分で自分をケアして元気づける。傷ついている自分をしっかり見つめ，自分にメッセージを送る。日々の自分の小さな幸せを思い出す。誰かにそれらについて語って，相手から癒しや励ましのメッセージをもらう。そうすると，エネルギーが内側から自然に湧いてくる。

　リーダーは，そっと寄り添い味方になる月のような元気づけをしてほしい。

風のような元気づけ

　場の空気を変える風のようなイメージの元気づけである。例えば，職場で新人が先輩に一方的に何かを言われ，怯えている場面があるとする。そこにリーダーのあなたが出くわしたら，どんな対応をするだろうか？　職場風土には，全体のムードが影響する。職場にいやな雰囲気が

漂っている，お互いイライラしている，助け合える雰囲気がない——これらは知らぬうちに皆に影響を及ぼしている。職場全体の空気がわるく誰も介入できそうにない時，リーダーは人と人との間に風を通す。フラットな存在として，どちらに肩入れするでもなく，その場の空気の流れを変えていく。

　リーダーは，気持ちよく仕事ができる空気をつくる。見て見ぬふりをせず，新しい風を吹かせよう。

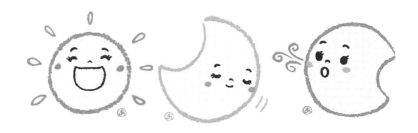

太陽のようにあたたかく励まし
声をかけ 元気づける

月あかりのように見守り
そっと寄り添い 元気づける

人と人との間に風を通す
ように反応し 元気づける

太陽・月・風のように元気づけるには……
▶ 暗闇を照らす月明りのようにそっと見守り，支える（77ページ）
▶ そっと地図やお守りを渡すような応援をする（78ページ）
▶ アサーティブに対応し，2人の間に風を通す（163ページ）

❹「助けたい病」をやめる

　リーダーの中には，大変そうな人やしんどそうな人を見ると，すぐに助けたいと思ってしまう人がいる（ここでは「助けたい病」とよぶ）。自分がいっぱいいっぱいで，周りのことまで気がまわらない時でも，「お願いします，相談に乗ってください」と頼られると，自分を犠牲にして相手を優先してしまう。

　その背景には，リーダーとしての責任感や「～しなければならない」という使命感があり，助けることで自分が有能だと感じたいというのもあるのだろう。また，自分に自信がもてず，他者を助けることで心の穴を埋めている人もいるだろう。ただ，「助けたい病」が続くと，それが本当に自分がやりたいことなのか，それとも，やったら他者に喜ばれるからやっているのか，わからなくなってしまう。

　心がけてほしいことは，まず，リーダーが自分自身を大事にすることである。最初に，自分の限界を知る必要がある。その方法は，自分自身との対話──「あなたの今の体調はどうですか？」「その人を助けられるのはあなた以外にいませんか？」でチェックする。

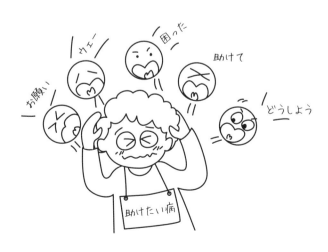

19

　自分以外にその人を助けられる人がいないかを考える。助けられる人がいるならば，自分は「やらない」という選択をする。あるいは自分 1 人だけで助けない。自分も助けてもらうべき存在である。自分は今どれくらい余力があるのか，自分のエネルギーが十分なのかを考える。もし，自分がヘトヘトになっていても「助けなきゃ」という衝動が起きたら病気だと思ったほうがよい。人を助けることにはエネルギーと時間を要する。

　リーダーはむやみに助けたいと思うのをやめて，まず自分にエネルギーと時間を使おう。

助けたい病をやめるには……
▶ 人間の土台となる身体のケアをする（46 ページ）
▶ 自分を優先して自分にエネルギーを注ぐ（49 ページ）
▶ 自分と他者の関係に境界線（バウンダリー）を引く（167 ページ）

❺ ワイガヤな楽しい場をつくる

　思いや考え，価値観，信念というものは，1人ひとり違う。違う考えや価値観をもつ者同士がチームで仕事をすると，食い違いやズレが生じる。場合によっては対立が起きて，その軋轢から人間関係がもつれることもある。だから，リーダーは人と人が真剣に目的をもって話し合う対話の場をつくる。対話の場は，ルールを決めて，対等な関係で何でも話し合えるような安心・安全な場にする。

　リーダーとして，こんな場面に遭遇したことはないだろうか。

　上司がいないところでスタッフが職場に対する不満を言っている。
　そこへ上司が入ってくると，スタッフは突然話をやめる。
　「何かあったの？」と上司が尋ねると，スタッフは「いえ」と黙ってしまう。

　これは対話ではなく雑談である。それを対話のレベルに引き上げるには，次の①〜③を試してみてほしい。

　【雑談を対話にする】
　①不平不満をもっているスタッフと一緒に「今，何が課題なのか」
　　を考える
　②課題について，「どんな風にしたらいいのか」という問いをつくり，個人の問題からチームの課題に転換させる
　③チームの課題に転換すると，ズレや違いを抱えていても話しやすくなる。みんなでワイワイガヤガヤ楽しく話す

　リーダーは「ワイガヤな場づくり」をして，風通しのいい職場にする。

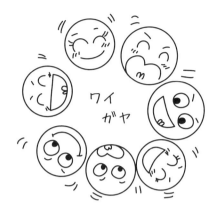

ワイガヤな楽しい場をつくるには……

▶スタッフとのズレに気づき，伝える（158 ページ）

▶調整ではなく折り合いをつける（161 ページ）

▶本音を語りやすい場をつくる（173 ページ）

▶対話とは（212 ページ）

❻ 本当にきくには問い返す

　スタッフが報告・連絡する時は，事実と感情が入り混じっていることがある。この時，リーダーは冷静に事実のみをきく。しかし，その背景にあるスタッフの感情を置き去りにすべきではない。なぜなら人は感情をもつ動物だからである。「怖い」「不安だ」という感情があると，一歩も前に進めなくなる。いくら頭でわかっていても，行動することができない。まずは恐怖や不安という感情を十分にきくことから始め，その上で事実をきき出し整理していく。

　ある日，患者から暴言を吐かれたスタッフが，「患者さんを怒らせてしまいました。私がわるいんです。辞めます」と言いに来た。そのスタッフはうなだれ，手は震えていた。話をきくと，患者はそのスタッフがミスしたことを大きな声で罵倒し続けたという。私はスタッフの震える手を見て，「怖かったんじゃないの？」と尋ねた。すると，スタッフはわーっと泣き出した。「大きな声を出されて怖くなり，逃げ出したい気持ちだった。でも頭がフリーズしてしまって……」と言って，起きた事実をぽつりぽつりと語り始

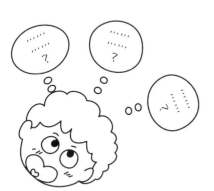

めた。もつれた感情が1つずつほどけ，その時の事実が見え始め，次第に患者，自分，周りのことを冷静に考えられるようになった。スタッフの話をきく時は，まず，話していることがらの背景にある感情に焦点を当ててきく。

　リーダーは，スタッフに問い返しながら感情を引き出してほしい。

本当にきくために問い返すには……
▶ 感情に焦点を当ててきく，反応する（174 ページ）
▶ 問いをつくり，積極的に尋ねる（181 ページ）

---

❼ 受け入れるのではなく受け止める

　受け入れると受け止めるは違う。

　受け入れるとは，相手の考えや意見が自分と違うにもかかわらず，まるで自分と同じ考えや意見だったように「そうだよね」と合わせることだ。心の中では「あなたは OK，私は NO」なのに，自分と他者を分けられなくなっている。そして，他者にはそのことがわからない。自分と他者の境界線がどんどんなくなり，他人軸で自分が振り回されることになる。

　受け止めるとは，自分とは違う考えや意見を「なるほどね」と評価や審判をせずにそのまま認識することだ。他者と自分の思いは違っていて当然という考えなので，自分軸で生きられる。

　リーダーから上司のことでこんな相談があった。「上司の考えていることがわかりません。一方的に『あれもやれ，これもやれ』と言われ，いざやったら，『もうやらなくていい』と言われ，振り回されています」。それは，自分の軸がなく，他人の軸で動いているからである。上司には上司の思いや考えがある。なぜ振り回されるかというと，上司の考えや思いもきかずに，そのまま受け入れるからである。上司から何かを言われたら，次の①〜④を実践してみてほしい。

　【受け入れるのではなく受け止める】
　　①まずは一度立ち止まって，「○○さんは，□□をしてほしいんですね」と上司の言うことを受け止める
　　②上司がどんな考えや思いなのかを尋ねてみる
　　③すると，上司の思いや考え方は，自分と違うことに気づく
　　④そこで，自分の思いや考えも伝えていく

　こうすると，互いの思いや考えがわかった上で行動できる。他人に振り回されることもなくなる。

　リーダーは，自分とは違う考えや意見を受け入れるのではなく，「なるほどね」とそのまま受け止める。

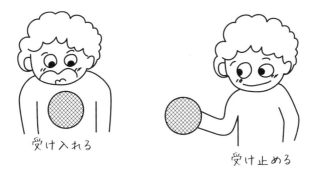

受け入れる

受け止める

受け入れるのではなく受け止めるには……
▶ 自分と他者はわかりあえないと認識する（72 ページ）
▶ 自分と他者の関係に境界線（バウンダリー）を引く（167 ページ）

❽ 傷ついたら素直に反応する

　周りを気にして，自分の感情を抑え込んでしまうことはないだろうか？　それでは自分の思いや気持ちは相手に伝わらない。そうはいっても，自分の思いや気持ちをそのまま伝えることはむずかしい。まずは，感じたことを言葉や声，音にして反応してみよう。

　例えば，大きな声で怒鳴られたとする。「怖いのでやめてほしい」という思いを相手に伝えるのがよいのだが，それがむずかしいときはせめて次のステップ①を実践してほしい。ステップ①ができたら，ステップ②を試してほしい。

【素直に反応する（例：大きな声に驚いた時）】
ステップ①「おぉ！　びっくりした」「わぁっ！　驚いた」と反応する
ステップ②「私は大きな声が苦手なんです。小さい声でお願いします」と私を主語にして思いや気持ちを伝えていく。アイ（I）メッセージで，まずは反応する

　一番困るのは，本音を隠して笑顔で平気な振りをすることだ。そうすると相手は，平気なんだと思って過剰に攻撃してくる。だから，相手に対しても素直な気持ちで反応する。『リーダーの人間力』の中にこんな一節がある。

　　私は無感情な人間になるべきだと言っているのではない。しかし，インテグリティを備えた人は，物事の問題点をトゲを抜いた形で見ることができる。例えば，かれらはマイナスの現実を温かい心で中和できる。（中略）問題となるのは現実であって個人ではない。（中略）過剰に反応せず落ちついて向き合うことができる[1]。

　傷ついてトゲが刺さった状態でそのまま放置する。するとトゲの部分が気になって，問題の本質が見えなくなる。そんなとき，自分でそのト

ゲを抜く。「あんな言い方はないわ」とトゲを抜きながら反応する。「私，怖かった，嫌だった」と自分の傷ついた気持ちを表現する。自分で自分をケアする。リーダーは傷ついていても，決断を下したり，課題に挑まねばならないからだ。

　リーダーは傷ついたら逃げずに自分の感情を正面から受け止め，素直に反応しよう。

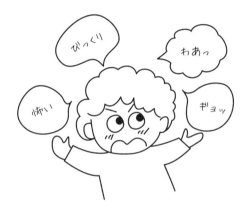

傷ついたら素直に反応するには……
▶ ありのままの自分を認める（69 ページ）
▶ スタッフとのズレに気づき，伝える（158 ページ）

3 きびしい（クールな）リーダー

❶ ありのままの自分で対応する

リーダーも当然間違いや失敗をすることがある。そんな時は、ありのままの姿を見せていく。

> 優れたリーダーは透明性についてもバランスを保っている。かれらは現状を透明な形で、ありのままに語る。つまるところ、われわれは真実をありのままに語ってくれる人しか信頼しない。しかし、透明性は事実にだけではなく、その人自身にもあてはまる。われわれはリーダーの弱さや、物事をどう感じているかも知る必要がある。リーダーの失敗談やうまくいかなかったことも知る必要がある。それがかれらについていく上で役立つからだ[2]。

自分を隠したり装ったりしても、周りは見抜いている。等身大の自分を見せることで、信頼を得ることができる。

リーダーは危機に直面することがある。危機とは、危険な状況である。危機にリーダーは試され、そして、危機こそ成長する機会でもある。自己保身に走って現実をゆがめてはいけない。自分の立場を守ろうと思ったり、自分をよく見せようと思って嘘をついたり隠しごとをするとリスクが増大する。そんな時こそ冷静に現実を見つめる必要がある。しかし、1人では冷静に判断することはできない。危機に陥った時は、できるだけ早く事実を周囲に話し、支援を求める。そうすると、自分の心の中にスペースができる。頭がクリアになり現実と正面から向き合える。自分の感情と起こっている事実を分けて、冷静に判断する。失敗をいかし、リスクを機会に変えて一歩成長することができる。

> 知的であること有能であることをはるかに超えて，リーダーは，正直
> であることを求められています。正直さは安心感をもたらします。正直
> （honesty）は，フランス語が語源で，'one with what is.'，これは，「あ
> るがまま」という意味になります[3]。

正直に生身のリーダーの姿を見せていく。周りの人は，リーダーに親
近感をもち，応援したくなる。「自分もありのままでいいんだ」という
安心感を抱くことができる。

リーダーは周りにありのままの正直な自分を見せていこう。

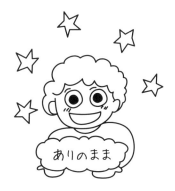

ありのままの自分で対応するには……
▶ありのままの自分を認める（69 ページ）
▶自分の感情に気づき表現する（64 ページ）
▶若手につらかったことやしんどかったこと，失敗体験を語る
（141 ページ）

❷ 嫌われても言うべきことは言う

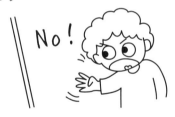

　リーダーは相手に対して言うべきこと
を言う。相手に境界線を示して「NO」
を突きつけることも時には必要である。
なぜならば，枠を作らずに「何でもいい
よ」とゆるすと，自分の枠を壊すことす
らできないからである。「自由にやりたいことをやっていいよ」という育て
方もあるが，それは自由という名の放任である。人が育つには基本となる
身につけるべき枠，もしくはルールがある。その枠があってはじめて窮屈さ
を感じるし，自分の意志も出てくる。だから時には相手が嫌がっても，窮屈
だと言われても「NO」と言う。例えば，思春期の子どもが門限を破ったと
する。親は子どもを守りたいのとルールを守ることの重要性から叱る。しか
し，子どもにとっては門限という枠が窮屈で，「何で親の言うことをきかな
きゃいけないんだ」「もっと友達といたいのに何で時間を守らなきゃいけな
いんだ」と自分の意志が生まれる。ルールや規範があるからこそ，逆説的
に破ろうとする。門限なしで自由に育てた場合，自分と他者との関係性，
時間の感覚，社会のルールなどを体験することができない。

> 　教育＝共育においても，「拘束」は「自由」に気づかせてくれる。そし
> て，人間は「拘束」のなかに「自由」を見いだすべく努める[4]。

　人は社会的な存在である。他者との関係性の中で生きる私という存在
を感じる。つまり人間は，枠があるからそれを破ろうとするのである。

　リーダーは相手に嫌われてもいいから，言うべきことは言おう。

嫌われても言うべきことを言うには……
▶ スタッフとのズレに気づき，伝える（158 ページ）

❸ 考える前にまずは行動する

「どうしよう……こうしよう……」と考える前に，まず行動する。「考える前に行動すると失敗するのでは……」と不安になるかもしれないが，行動した先に待っている失敗は，新たな気づきや成長の機会になる。だからリーダーは考える前にまず行動する。自分が思い描いていた以上のものが得られることがある。

10年ほど前のことだ。私は透析患者の自殺の体験をきっかけに，自殺防止について学びたいと考えていた。インターネットで調べると「自殺防止のワークショップ」が見つかった。すでに申し込みの締め切りは過ぎていたが，連絡をすると翌日からの合宿に参加することができた。その2時間後には，元同僚の看護師が10年ぶりに訪ねてきた。なんと彼女はその合宿の指導者で宮崎から名古屋に来ていたのだ！　私はその元同僚の看護師と「自殺防止のワークショップ」でともに学んだ。その後，彼女は宮崎自殺防止センターのディレクターに，私はあいち自殺防止センターのディレクターとなった。

私が自殺防止についてただ考えているだけでは，こんな縁はなかっただろう。調べて合宿に行くという行動をしたからこそ，現在自殺防止のボランティア活動ができている。だから，リーダーは頭で考えてばかりいないで，まずは行動してほしい。

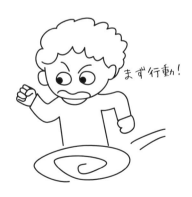

　そうはいってもむずかしいと思う人は，まず下記を試してみてはどうだろうか。

【宣言して実践する】
　・小さなことでかまわないので（できる・できないは問わない），「私は，○○します」と宣言して 1 つ実践してみる

　宣言することでいろんな情報が飛び込んでくる。実践すると誰かがアドバイスをくれたり，さまざまな反応がある。一歩進める。小さな実践をどんどん積み重ねていくのだ。

　リーダーは宣言して行動してみよう。

　　考える前にまずは行動するには……
　　▶準備を大事にしつつ，タイミングを逃さない（196 ページ）

❹ やり続ける先に見えるものがある

リーダーはやり続ける。やる気とやり続けるは違う。やる気は動機づけ（モチベーション）。ふつふつと沸き起こる思いで瞬発的に大きなパワーになる。一方，何かをやり続けるのは，しんどいチャレンジだ。人材育成で大事にしたいのは，やり続けることである。

困難な時でも放り出さずにやり続けるためには何が必要だろう？　承認されない状態が長く続くと，つらくなって普通は自分を見失いがちになる。やり続けられる人は，その先を見ている人である。誰かに承認されるためではなく，未来を見据えている。高い壁に塞がれて前に進めないと感じることもあるだろう。そんな時は，「これが透明な壁なら……」とイメージしてみる。壁越しに明るい未来が見える。このつらさを乗り越えたら，明るい未来があると信じることができる。高い目標を掲げて，たどり着かなかったとしても，今やっていることは未来につながるプロセスなのだと自分で肯定できる。つまり，人生に意味や目的を見出しているのである。

> 達成の人生を送っている人は，多くの場合に自分がやっていることに没頭し，夢中になって快を求め，勝つと（たとえ束の間でも）ポジティブな感情を得る[5]。

達成したいと思える目標があることは自分の活力にもなるし，内側に眠っている粘り強さを引き出す。一見無駄に見えることが積み重なって大きなことをなしうる。

1985 年に『透析ハンドブック』（医学書院）という書籍を出版した。2018 年には第 5 版が出版され，発行 35 年のロングセラーとなった。初版からの監修・執筆者は，総勢 70 名にものぼる。35 年間すべてにかかわったのは私 1 人だ。時代が変わっていく中で，多くの執筆者をつなぎ，社会に役立つ本を出し続けたいという思いがこの偉業につながったのだ。元プロ野球選手のイチローも「小さなことを積み重ねることが，

とんでもないところに行くただ 1 つの道」と言っている。

> 　それは小さな一滴の水の粒にすぎないが，大きな水の流れをかたちづくる一滴であり，永遠の時間に向かって動いていくリズムの一部なのだと，川の水を眺めながら，私にはごく自然にそう感じられるのだった[6]。

　未来に向かって大きな目標を掲げ，日々の小さな努力をコツコツと積み重ねる。それが偉業を成し遂げることになる。小さな力が大きな力になる。やり続ける先に見えてくるものがある。

　リーダーはあきらめずにやり続けてほしい。

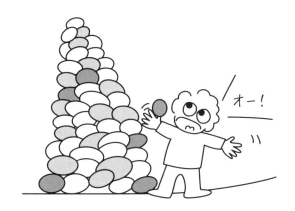

> あきらめずにやり続けるには……
> ▶ 働き，働き続ける（84 ページ）
> ▶ 学び直し，学び続ける（86 ページ）
> ▶ 業務改善や変革時は，信念をもってスタッフを巻き込む（194 ページ）

❺ 出る杭は打たれる，されど出る

「出る杭は打たれる，されど出る」と私は心に決めて実践してきた。

「出る杭は打たれる」というのは，目立つ言動をしたり，意見が違うからおかしいと思う人がそれを打つという構造だ。でも打たれる勇気のある人は，それを打たれているという認識ではなく，私と意見が違う人がいると捉えなおすことができる。考え方の違いだと認識し，対立を怖れない。違いにキラリとしたヒントが隠されていると考える。そして信念を貫いて発信していく。相手がわかってくれなくてもかまわない。

「されど出る」とは，打たれないように前回とは違う場所から出ることだ。相手のニーズや困りごとをリサーチして，出方を変える。信念を曲げずに，しかも相手の要望も汲みながら合意形成を図っていく。信念とは，価値観や大切にしていること，これまでの経験や学びによって獲得しているもので，1人ひとりが異なる。だからそれぞれが大切にしていることを出し合いながら，同じ方向を目指していく。

信念を貫くにはリスクはつきものだ。ぶれることなく，一歩を踏み出す。でも生身の自分で立ち向かうとぼろぼろになってしまう。だからリーダーは「役割で実施しているんだ」と武装し，距離をとりながら挑む準備をする。

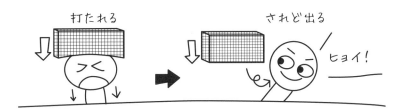

　　　結果が不確実で，転ぶことがあるとしても，その一歩を踏み出す準備
　　ができている。（中略）そのリスクをとる結果，新たな成長につながる。
　　インテグリティを備えた人は一歩踏み出すリスクをいとわない。リスク
　　を少しずつとる。小さなリスクからはじめ，プロセスの中で成長する。
　　信念をもって挑んで欲しい[7]。

　自分でリスクをとって挑んだ時，新たな自分へと成長できる。今の自
分を超えることができる。未来に向かってビジョンを描き，信念を貫き
通すことがリーダーにとって大切なことである。

　リーダーは打たれてもあきらめず，違う場所から出ていって変革して
ほしい。

出る杭は打たれる，されど出るためには……
▶ 調整ではなく折り合いをつける（161 ページ）
▶ 業務改善や変革時は，信念をもってスタッフを巻き込む（194
　ページ）

❻ 経験知を見える化する

　プロフェッショナルなら，経験知を見える化する。経験したことはそれだけでは学びにならない。優れた知識や技能は一夜にして得られるものではない。最低でも 10 年ほどかけてコツコツと経験を積み重ねることで獲得できる。経験と既存の知識をつなげて見える化（例えばマニュアルの作成）する。リーダーがせっかく長年かけて獲得した実践知なのだから，見える化して伝えていく。

　経験知を見える化するにあたって，経験を振り返ることになる。経験を振り返ることができるリーダーは，自分の得たノウハウを他者に伝えていくことができる人である。経験を 1 人で振り返るのはなかなか簡単なことではない。経験を語る場があることで，他者と共有でき，より深い意味づけができる。看護の現場は複雑な経験の連続である。実践的な知識の獲得においては，患者とのかかわりを振り返り，語り合う。事例検討をする。看護師同士で考えることで実践知が育まれる。ノウハウやコツなどの暗黙知は他者に話し，共有してこそ，意味づけができ根拠をもったものになる。他者との対話を通して表出させる機会が必要である。なお見える化には，マニュアルにするほか，記述，インタビュー，語る会などいろいろな方法がある。

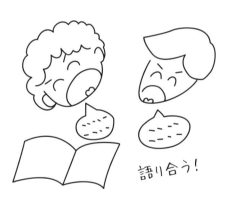

語り合う！

　リーダーは経験を「見える化」してほしい。

> 経験知を見える化するには……
> ▶ 技術や経験を見える化する（129 ページ）
> ▶ 看護を語る会（139 ページ）

❼ 謙虚に誰からでも何からでも学び続ける

　学校で一定期間教育を受けた後は，現場に出て先輩から学んだり，自分の経験から学んだりすることになる。よりよく生きようと思うならば，生涯学び続ける必要がある。例えば，新しい分野を学んで今の仕事にいかしたり，仕事を通して学びを深める。

　『LIFE SHIFT（ライフシフト）』では，教育→仕事→引退という3ステージの人生に代わって登場するのは，マルチステージの人生だと紹介している。マルチステージの人生の時代に，時間とお金を何に費やすのか。

> 　人生で多くの移行を経験し，多くのステージを生きる時代には，投資を怠ってはならない。新しい役割に合わせて自分のアイデンティティを変えるための投資，新しいライフスタイルを築くための投資，新しいスキルを身につけるための投資が必要だ[8]。

　これまでの3ステージの人生は，学校教育が終われば，仕事に就き，定年を迎えれば引退し，余生を過ごすという時代だった。しかし，人生100年時代には，時間とお金をどのように投資するかが重要になる。ここでいう投資とは，日々の暮らしの中で時間とお金を，余暇ではなく，「学び」に当てることだ。大学で学び直す，大学院に行く，短期留学する，資格を取るなど。そうすることで，暮らしが変わったり，仕事が変わったりする。仕事と暮らしの土台に，常に学びがある。学び合い，育ち合う——そんな環境をつくりたい。

　私は40歳で通信制の放送大学に入学した。看護師の仕事と3人の子育てをしながら8年かけて卒業した。大学に入り直して学んだ理由は，看護は心理学などをはじめとして他領域の学問を応用しているため，そのベースとなる専門学をもう一度学び，看護にどういかせるかを考えたかったからだ。そのため放送大学では，心理学，教育学，発達心理学，

哲学を専攻し，「人間」「いのち」「生きる」を深く探究した。卒業までに8年かかったのは，仕事でポジションが上がるにつれ，多忙で休学せざるをえなかったことと子育てがあったからだ。それでも学び続けられたのは，自分の人生と仕事において，「学び」は欠かせないものだったからだ。学びが自分の暮らしに自然と編み込まれていた。

　放送大学の単位認定試験の日，謙虚に学んでいる80歳代の男性に出会った。隣に座ったその男性が，試験直前にものすごい勢いで教科書に黄色いマーカーで線を引いていた。覗いてみると，ページ内の活字すべてに3色マーカーが引かれていた。その3色マーカーが重なっている箇所もあった。「すごい！」と素直に思った。人生80年を生きてきたその人が，新しいことを学ぼうとしている姿勢に感嘆した。人間は生涯謙虚に学ぶことが大事だと感じた。

　生涯学び続ける，そんな人を育てたい。なぜなら，学び続けることで，経験と知識が結びつき，その人の考えが深まる。それによって自分の人生が豊かになるからだ。

　リーダーは謙虚に学び続けてほしい。

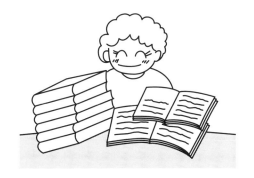

謙虚に誰からでも何からでも学び続けるには……

▶働き，働き続ける（84ページ）

▶学び直し，学び続ける（86ページ）

❽ 未来から今を思考する

リーダーは未来を見据えて今を思考する。そして若手に組織の方向性を示していく。

> リーダーが，「自分たちの職場をこういう職場にしていきたいのだ」とメンバーに対してことあるごとに熱く語っているところは業績が良い。このとき，標語やスローガンを提示するだけでは，メンバーの心をつかむことができない。リーダーの想いを熱く語る必要がある。これをビジョンのシェア，分かち合いという[9]。

看護の現場では，仲間で「こんな看護師を育てたい」「こんな組織にしたい」とリーダー同士が集まって語り合いながら考える。すると組織の方向性が見えてくる。現実的にやるべきことは何なのかが明確になる。つい，今の課題は何なのかと考えてしまいがちだが，今の現場の課題から出発するのではなく，未来を先に描いてから，今どうすべきかと考える視点をもつ。どんな組織にしたいか，どんな風にスタッフを育てたいかを考え，そこから今の課題へと戻ってきたほうが具体的な対策が浮かぶ。仲間で「将来こうなりたい」と語り合い，応援し合うことで目標や夢を達成することができる。

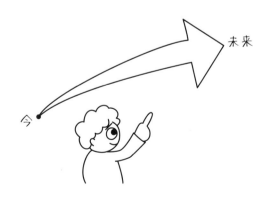

私はこれまで，こんなやり方でスタッフに伝えてきた。

【ビジョンをシェアする】
・看護師が全員集まる会で，1 冊本を紹介しながら「こうなってほしい」という思いを伝える
・看護管理者には毎年，看護部の方向性をプレゼンする
・看護部通信（131 ページ）を通して，定期的にスタッフに方向性を示す

リーダーは未来志向で今を考え，未来志向で想いを伝えてほしい。

未来から今を思考するには……
▶一皮むけた体験を振り返る（133 ページ）
▶未来から今を思考する逆算思考（204 ページ）

📖 引用文献

1) ヘンリー・クラウド著，中島秀隆訳：リーダーの人間力 人徳を備えるための6つの資質．pp.130-131．日本能率協会マネジメントセンター，2010．

2) 前掲書1）．pp.104-105．

3) 伊藤守：小さなチームは組織を変える ネイティブ・コーチ10の法則．pp.58-59．講談社，2004．

4) 吉田章宏：教育の心理．p.182．放送大学教育振興会，1995．

5) マーティン・セリグマン著，宇野カオリ監訳：ポジティブ心理学の挑戦 "幸福" から "持続的幸福" へ．p.39．ディスカバー・トゥエンティワン，2014．

6) 五木寛之：大河の一滴．p.29．幻冬舎，2009．

7) 前掲書1）．p.46．

8) リンダ・グラットン，アンドリュー・スコット著，池村千秋訳：LIFE SHIFT（ライフシフト）．p.26．東洋経済新報社，2016．

9) 高間邦男：学習する組織 現場に変化のタネをまく．p.137．光文社，2005．

第 2 部

人間力の
育み合い方

第1部ではこれから求められるリーダーのあり方について，あたたかいリーダーときびしいリーダーという2つの面から紹介した。

　第2部では，第1部で紹介したあたたかさときびしさをもち合わせたリーダーになるために，土台となる人間力をどんな風に育み合ったらよいのかを述べる。

　私は人間力を，自分と他者を大事にし，自分を豊かにし，人とつながることだと考えている。この3つを章に据えて紹介したい。「人間力」なんてきくと，構えてしまうかもしれない。だが，明日から取り組める平易なこともある。関心をもったところから読んでみてほしい。

第 1 章

自分と他者を大事にする

　人間力を育み合うにあたって，まずは「自分と他者を大事にする」ことから始めたい。自分自身と周りにいる他者を尊重せずにリーダーは務まらない。では，具体的にどうすればよいかを大きく 4 つに分けて述べる。

1 自分で自分をケアする ▶ 46 ページ

　自分で自分をケアする。それは，自分を愛し，理解し，認めること──つまり "セルフラブ" だ。誰かのために尽くすことも大事なことだが，まずは自分を優先してケアする。身体と心のメンテナンスをする。

2 自分と向き合う ▶ 61 ページ

　自己肯定感を育みつつ，自分の人生を意味づけしていく。「自分はこれでいいんだ」「自分はこうするしかなかった」「だから今がある」と自分と向き合う。

3 他者をケアする ▶ 76 ページ

　その人らしく生きられるように成長・成熟に向けて支える。具体的な行動としては，助ける，関心を寄せる，寄り添う，心を配る，応答する，援助するなどがある。他者のケアを通して，自分がケアされる。

4 暮らしを楽しむ ▶ 83 ページ

　余暇の過ごし方，働き方，学び直し，家族との過ごし方，小さな幸せを楽しむ時間をつくるなど，自分の時間の使い方を大事にする。

1　自分で自分をケアする

　人間力を育み合うにあたって，最初の 1 歩は「自分を自分でケアする」ことから始めよう。まずは，土台となる身体のケアをする。そして，自分の感情に気づき，それを表現する。自分を優先して自分にエネルギーを注ぐ。自分で自分を癒し，心のケアをする。その際，瞑想や呼吸法を取り入れてみる。支援者を探して助けを求める。自分が自分の一番の味方になり，支え，癒すのだ。

　こんな風に自分で自分をケアすることで，自己肯定感が育まれる。そして，いざという時に頼りになる成熟した大人の自分に気づくだろう。

　自分で自分をケアするとは……
　❶人間の土台となる身体のケアをする
　❷自分を優先して自分にエネルギーを注ぐ
　❸自分で自分を癒し心のケアをする
　❹支援者を探して助けを求める

❶ 人間の土台となる身体のケアをする

まず身体を整える

　リーダーはいろんな判断や決断を迫られる。そんな時に身体の状態が不安定では，判断が鈍ってしまう。身体が土台であることを生理学者の時実利彦と心理学者のマズローは，次のように表現している。

　時実は脳生理学の立場から，『人間であること』の中で生の営みを「生きている」と「生きてゆく」の 2 つに分けている。

　「いのちあっての物種」というように，生きる姿は，なにはさておき「生

> きている」といういのちの保障がなくてはならない。意識のない静的な生
> 命現象であるが，この保障のうえに「生きてゆく」という，意識のある動
> 的な生命活動が展開されるのである。いうなれば，「生きている」姿は植
> 物的な生き方であり，「生きてゆく」は動物的・人間的な生き方である[1]。

　いのちの保障を足場にした意識ある状態で具現される「生きてゆく」
姿を動物的・人間的生き方とした上で，さらに「たくましく」「うまく」
「よく」の3段階に分けている（図2-1）。
　マズローが提唱した欲求階層説をご存知の人も多いだろう。人間の欲
求を低次から高次に分類し，5段階の階層構造（①生理的欲求，②安全の
欲求，③所属・愛情の欲求，④承認の欲求，⑤自己実現の欲求）によって説
明した。マズローは『人間性の心理学』で述べている。

> 　これらの生理的欲求は，疑いの余地なく，あらゆる欲求の中で最も優
> 勢なものである。特に極端なまでに生活のあらゆるものを失った人間で
> は，生理的欲求が他のどんな欲求よりも最も主要な動機づけとなるよう
> である[2]。

　①生理的欲求，②安全の欲求が満たされてはじめて，③所属・愛情の
欲求が起こる。人とつながる（第3章で詳しく述べる）には，まず自分
自身が心身ともに健やかであることが前提なのだ。
　リーダーは日頃から身体的ケアをしよう。

生きている　・・・反射活動，調節作用・・・脳幹・脊髄系

生きてゆく
　　　たくましく・・・本能行動，情動行動・・・大脳辺縁系
　　　うまく・・・・・・適応行動 ⎫
　　　よく・・・・・・・創造行為 ⎭ 新皮質系

【図2-1】生の営み
　　　　（時実利彦：人間であること. p.39, 岩波書店, 1970）

自分の限界を知って助けを求める──私の入院経験, そして死を意識した時

　52歳の時, 入院した。風邪薬を飲んで仕事をしていたが, 咳が1週間以上続き, 病院を受診したら入院になった。入院時の血圧は, なんと230/130 mmHg だった。私も測定した看護師も驚き, 主治医に報告すると, 安静にして即効性の降圧剤を内服するよう指示された。深夜の病室で, 私は1人死の恐怖を感じていた。すると, 友人からこんなメールが届いた。「きっとまた, 本を読んでどうしてだろうと頭を巡らすだろうから, 入院中は本を読まないでボーッとしていてね」。友人の言葉が私を助けてくれた。「これまでの私の暮らし方を見直すね」と私はメールを返した。2日後にはようやく血圧が安定した。風邪と思っていた咳も原因がマイコプラズマ肺炎であることがわかり, 治療が開始された。弱っていた私の体は徐々に回復していった。

　私はこれまでの暮らしを振り返った。47歳で離婚し, シングルマザーとして3人の娘を育てることに奮闘し, 子どもの前では母親役と父親役の両方をこなさなければと家では毅然としていた。病院では看護部長の仕事に精を出していた。まるでスーパーウーマンのように振る舞っていた。入院して病室のベッドに横たわり意気消沈している私の様子を心配して, 娘たちは毎日お見舞いに来ては世話してくれた。長女は「ママに死なれたらどうしようと思った」と泣きながら入院の手続きをし, その当時付き合っていた彼（現在の夫）は, 毎日病室に通ってコーヒーを入れてくれた。いつも励ます側の私が, 友人や娘, 彼に頼り, 励まされ, 支えられた。

> 　ケアギヴァー自身のセルフケアは, ケアに費やされるのと同じくらい重要な関心が必要です。（中略）「今の状態でできるすべてを私はやった。これ以上自分を責めるのをやめよう。自分の限界は自分で決めよう」というように, ケアに対する期待や要素に, ある程度リミットをつけるということです[3]。

　この入院をきっかけに, 「自分の体をケアしよう」「相手を思いやる言

葉を大事にしよう」「今できる小さなことを試してみよう」と自分自身を励まし、入院期間中をやり過ごした。そして、翌年から仕事の仕方を変え、彼と結婚した。病いの体験を通して、自分の身体と心の弱さに向き合い、多くの人の支援を受け入れた。

リーダーは自分の限界を知って、助けを求めてほしい。

行動する前に身体に問いかけてみる

私は「これをやりたい」「あそこに行きたい」となんでもチャレンジしたくなる。ワクワクしてすぐ行動に移す。よい面もあるが、身体がついていかないことがある。主治医だった漢方の先生に「何かを始める前に『あなたは大丈夫？』と自分の身体に問いかけるように！」と釘を刺された。それから私は自分の身体に「あなたは大丈夫？」と問いかけるようにしている。自分と話し合い、やれるかどうかを決めるようにしている。今の身体の状態を口にして、周りにわかってもらうようにしている。「肩が痛い、腰が痛い、疲れた」という時は、まずは誰かに相談する。自分はまだ大丈夫と自己判断しがちだが、ひとまず家族や友人・職場の人、誰かにつぶやいて、客観的に見てもらうことだ。これまでの暮らしや仕事ぶりを知っている人なら「休んだほうがいい」「その仕事、断ったら」「病院に行った方がいいよ」とアドバイスをしてくれる。

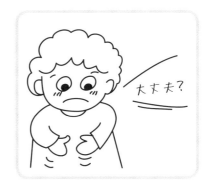

リーダーは行動する前に自分の身体に問いかけてみてほしい。

❷ 自分を優先して自分にエネルギーを注ぐ

自殺防止の現場から──死にたい、でも助けたい

30歳代の女性から自殺防止センターに電話相談があった。「もしも

し，私，死ねなかった」という第一声から始まった。「えっ，どういうこと？」と私が尋ねると，「ついさっきマンションから飛び降りた。でも花壇の芝がクッションになって死ねなかった」と彼女は淡々と話した。心臓が高鳴った。「今，どうしているんですか？　けがは？」とおろおろしながら尋ねた。彼女は「足を引きずっているけど，大丈夫。それより，明日，仕事行けるかな……」と話す。私は「えーっ，仕事？　どういうこと？」と尋ねると，「利用者さんが困っていて，なんとかしないといけないから」と答えた。援助職の人だった。仕事の話になると丁寧な大人の口調で話す。しかし，眠れず死にたいという話をする時は，まるで別人のように投げやりな口調だった。彼女の方が死にたいくらいつらく，足もけがしていて援助が必要である。しかし，本人は自分に助ける力がないにもかかわらず，利用者を助けなければとの思いにとらわれている。

　援助職の中には自己を犠牲にして，他者を優先している人がいる。自分自身がつらい時に助けを求めない（求められない）矛盾を感じた。

　リーダーはまずは自分を優先して自分をケアしよう。

自分を置き去りにする新人看護師

　「ヘトヘトになっても休めない。迷惑をかけるから」と言う新人看護師がいた。新人看護師は体調がわるいのに，周りの反応が気になって仕事を休めない。確かに休むことで働いている仲間には迷惑がかかる。でもそれはお互いさまだ。「先日は休んでご迷惑をおかけしました」と言えばよい。新人看護師は，「嫌な顔をされたくないから，言えない」と自分を犠牲にするが，自分を大事にするために，謝るだけだ。そうやって休むことで充電できる。身体が安定すると心の余裕ができる。そうすると仲間が休んだ時もお互いさまと思えるようになる。

　リーダーは自分を置き去りにせずに休もう。

シャンパンタワーの法則――1 番上（自分）から注ぐ

　シャンパンタワー（グラスをピラミッド状に積み上げ，シャンパンを注

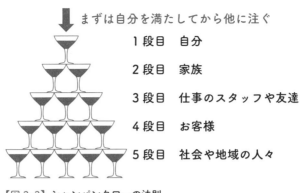

まずは自分を満たしてから他に注ぐ

1段目　自分

2段目　家族

3段目　仕事のスタッフや友達

4段目　お客様

5段目　社会や地域の人々

【図2-2】シャンパンタワーの法則

ぐセレモニー）の例え話をご存知だろうか（**図2-2**）。

> 　一番上のグラスを自分，2段目のグラスを家族，3段目のグラスを仕事のスタッフや友達，4段目のグラスをお客様，5段目のグラスを社会や地域の人々と見立てます。そう思った時に，あなたは，どの段のグラスからシャンパンという名の，愛とエネルギーを注いでいるのでしょうか。家族のため，スタッフのため，お客様のためにと，愛とエネルギーを注いでいる人は多いことでしょう。でも，すべてのグラスにシャンパンを注ごうと思ったら？　そう，一番上，つまり，まずは，自分自身に注ぐことが大事なんです[4]。

　あなたは何段目からシャンパン（エネルギー）を注いでいるだろうか？　自分を置き去りにして他者を助けることを優先していないだろうか？　先述した自殺未遂の女性は，自分に助ける力があって誰かを助けるのではなく，自分を犠牲にして誰かを助けている。なぜ援助職は自分を優先することができないのだろう。1番上のグラス（自分）は空っぽだ。疲弊しているのに，自分に愛とエネルギーを注いでいない。4段目の利用者を優先してエネルギーを注いでいる。

　リーダーはまず自分に愛とエネルギーを注ごう。

「酸素マスク……酸素マスク……」と言って自分をケアする

高宮有介氏の講演「セルフケアはできていますか？　マインドフルネスを活かして」をきいた。講演中に，飛行機で緊急事態が発生した時に降りてくる酸素マスクがスライドに映された。次に親子のシーンが映し出され，「説明書になんと書いてあると思いますか？」と問いかけがあった。「『まずは親であるあなた自身が呼吸できることを確認してから，お子さんにマスクをつけてください』と書かれている」と説明があった。確かに子どもを救おうとしているうちに親が意識を失くして，2人とも助からない場合がある。

> 私たち医療従事者も自身の心身の安定があって初めて，誰かのケアができるのではないでしょうか[5]。

この酸素マスクの例のように，自分が呼吸できて初めて人を助けることができる。自分を犠牲にしていては，人を助けることはできない。医療現場は患者のいのちを支える場であり，安全・安心なケアを提供する場でもある。医療者が心身ともに健やかでないとできない仕事だ。

そうはいっても，つい他人を優先して，自分よりも人を助けることを優先してしまうことがある。

リーダーは，「酸素マスク……酸素マスク……」とつぶやきながら自分のケアをしよう。

❸ 自分で自分を癒し心のケアをする

ストレスの対処法（コーピング）を出してみる

ストレスを感じた時，あなたはどのように対処しているだろうか？私が主催する研修でストレスの対処法（コーピング）を出してもらった。すると，以下の2つに大きく分けられた。

・回避・消極的なコーピング：別の楽しいことを考える，むずかしい

問題を後回しにする，愚痴を誰かにきいてもらう，誰かに頼んでやってもらう，美味しいものを食べる，飲酒，喫煙，など。
・**問題・感情に焦点を当てたコーピング**：早めに報告・相談することで示唆を受ける，本などを読んで勉強し直す，上司や同僚に相談する，他のやり方がないか自分で工夫してみる，自分の時間は自分が好きなように使う，自分のことを他人がどう思うか気にしない，何がストレスなのかを意識し笑うようにしている，気持ちが楽になるように心がける，自分で自分を癒しほめる，など。

　回避・消極的なコーピングは，すぐにできることが多く，一時的なストレス解消にはなるが，根本的な問題解決にならない。問題・感情に焦点を当てたコーピングを身につけるとよいだろう。ストレスと上手く付き合い，問題解決に向かうことができる。
　こんな風に自分のコーピングを挙げてみると，どんな傾向があるかを知ることができる。また，他者のコーピングを知ることも参考になる。
　リーダーは自分のストレスの対処法を確認してみてほしい。

「いのちのケアカード」を作成する

　自分で自分をケアする方法として，私が考案した「いのちのケアカード」の作成がある（図2-3）。三つ折りにすると名刺サイズになるカードだ。表2-1の手順で作成する。

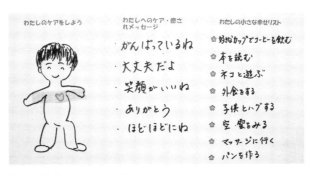

【図2-3】「いのちのケアカード」

【表 2-1】「いのちのケアカード」の作成手順

①わたしのケアをしよう

「自分の絵を描き，ストレスを受けるとどこに反応が現れるか，その現れている部分に絆創膏を貼って，自分で自分をケアしよう」と呼びかける

・ストレスを受けた時に身体に現れる症状・反応を知る

・どこがどんな状態なのかを見つめ，気づき，知る

・心の傷は見えないので，絵を描いて見える化することで自分の心の状態を客観視できる

・症状・反応が現れている部分に絆創膏を貼る

・身体の傷のように手当てすることを意識し，自分で自分をケアする

②わたしへのケア・癒されメッセージを自分で書く

ストレスが身体に現れた自分に対し，「ケア・癒されメッセージ」を書く

・自分で自分を癒すメッセージを送る

・自分への思いや感情を言語化することで，改めて自分を大切にできる

③わたしの小さな幸せリストを書く

日々の中で小さな幸せを感じる出来事を思い浮かべ，自分だけの小さな幸せリストを書く

・1 人ですることや，人・動物とのふれ合いなどさまざまなことを書く

④応援メッセージを伝え合う

カードを書き終えたら，ペアになって見せ合い，カードの後ろに，応援メッセージを互いに書き，伝え合う

・終始笑顔で和やかな時間が流れることが多い

・応援してもらうことで，味方になってくれる人がいるんだと思える

『傷ついたあなたへ 2』の中に，根本的にフィーリングを変えていく心のケアとして，次のような一説がある。

> カウンセリングを受けたり，本を読んだり，ピアサポートグループで話して感情を吐き出したり，その他のいろいろな方法でトラウマや心の傷つきをケアしていきながら，自分自身を大切にし，自分自身の好きなところを見つけ，増やしていくことで，フィーリングを良い状態にしていくことができます[6]。

転んでけがをすると，出血し，傷口から菌が入り，全身に広がる。傷口をただちに処置することで，早期に回復する。ストレス（心が傷ついている状態）も同じで，早く気づき，自分でケアすることで，心は早く

回復する。自分で自分を癒し心のケアをすることで元気になれる。

リーダーは自分で自分を癒し心のケアをしよう。

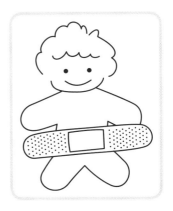

腹式呼吸をしながら自分自身に語りかける

リラックスのための腹式呼吸は1人でもできるので，おすすめだ。

【吐き出す時】
・自分の身体の中にある嫌なものを外に出すイメージで吐き出す
・おなかをへこませて小さく吐く
・鼻からでも口からでもいいので吐く
・吐く時は 10 を数える
【吸う時】
・大きく吸って全身の隅々まできれいな空気が入ってくるイメージで吸う
・吸う時は 5 を数える

　腹式呼吸を自分のペースで続ける。ゆったりと 10 分ほど呼吸に集中する。その時，こんな風に自分自身に語りかける。

　これまでいろんなことがあったね。よくこれまでがんばってきたね，そして，これからもいろんなことがあるよ。
　でも，大丈夫！　私は，リーダーとして，今ここにいるよ。それは，私自身の強さだから。
　そして，支えてくれた家族や友人，同僚や上司，仲間の存在があるよ。
　でも，一番の私の味方・パートナーは，私自身なんだ。

　呼吸をしながら，自分で唱えて瞑想する。最後に，右手と左手で自分

自身を包み込むようにしっかりと自分を抱きしめる。「よしよし，毎日よくがんばっているね。ありがとう！」と心の中でつぶやいて，身体をさする。短時間でリラックスできる。

リーダーは腹式呼吸で自分に語りかけよう。

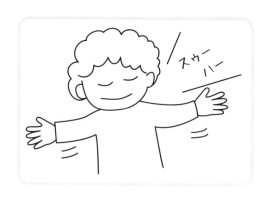

嫌いな人を思い浮かべて瞑想する

私は，嫌な出来事やつらいことがあったり，しんどい時には，自分や周りの人を思い描き，仏教の教えを唱えながら瞑想する。部屋の片隅に慈悲の瞑想を書いた紙を貼っている。

> 生きとし生けるものが幸せでありますように
> 生きとし生けるものの悩み苦しみがなくなりますように
> 生きとし生けるものの願いごとが叶えらますように
> 生きとし生けるものに悟りの光が現れますように
> 生きとし生けるものが幸せでありますように[7]

一通り唱えた後に，「生きとし生けるもの……」を「私の嫌いな人……」に置き換えて唱える。嫌いな人の顔を浮かべて「私の嫌いな人が幸せでありますように」と唱える。知人にその話をしたら，何でわざわざ嫌いな人を思い浮かべるのかと疑問を呈された。「やってみてほしい，スッキリするから」と答えた。初めは抵抗があるかもしれないが，

「私の嫌いな人……」と唱えることで変化が生まれる。瞑想し，唱えることで，自分がとらわれているものから解放される。いろんな感情を感じながらもどんどん浄化されていく。何度か唱えているうちに，心がスッと晴れてくる。

　リーダーは瞑想する時間をつくり唱えてみてほしい。

❹ 支援者を探して助けを求める

支援者の存在を自覚する——支えられていることを自覚していない患者

　20歳代と30歳代の頃の仕事の中心は，透析患者のセルフケア支援だった。看護師の仕事は，患者が生活と透析を調整していけるように支援することだ。患者が病いや治療を受け入れて乗り越えるには，頼ることができる支援者の存在が欠かせない。深刻な悩みがあり，情緒的に不安定になっている時，自分の話を黙ってきいてくれる人の存在は大きい。情緒的な支援は緊張を緩和し，人に安心感・信頼感を与える。

　自暴自棄になって食事の自己管理のできない患者がいた。支えになる存在をきいてみても「自分にはそんな存在はいない」と言う。しかし，詳しくきいていくと，家族や友人，職場の仲間がいた。支えてもらっていることを自覚していないだけだった。支援者の存在があっても，それを自覚していないと「助けられている」と思えないのだ。

　困難を乗り越えるとき，支援者の存在は大きい。助けられていると自覚することで，乗り越えるための力になる。

　リーダーは自分の支援者の存在を自覚しよう。

自分の支援者を探す

　自分の支援者を探すために，2つのワークを紹介する。

①ひもの先を探そう

　自分の腰にひもを付け，「さぁ，私を支えてくれるひもの先（支援者）を探そう」と小演劇を始める。誰かを支えるために，手を差しのべる。

すると，手を持った相手にズルズルと引っ張られる。そこで，自分の腰に付けたひもを引っ張ってもらう。「助けて〜」と声を出し，腰ひもを引っ張る人をできるだけたくさんお願いする。そうすると，自分が助けてもらいながら，人を助けることができる。

　ひもの先（支援者）を探す時のポイントは，心の支えや相談できる人，などを思い描くことだ。その人が亡くなっていても，動物でも構わない。家族，幼なじみ，学生時代の友人，趣味の仲間，職場の同僚や上司，恩師，相談業務をしている専門家など，自分の人脈を思い浮かべる。本や映画の登場人物でもよい。できるだけ多くを思い描く。

　しんどくなった時，相談できる人や仲間がいることで支えられる。このワークをする時は，参加者にできるだけ支援者を思い浮かべてもらう。重なっても分散してもいい。できれば同じ人に偏って負担がかからないように，より多くの人を探してもらう。

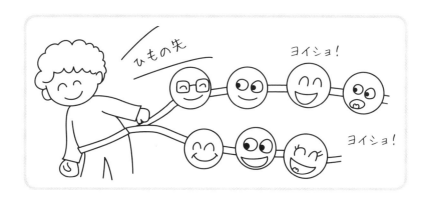

②問いかけで支援者を探す

　問いを使ってみるのもよい。自分に次ページの質問をして応えていくことで，誰にどんな支援をしてもらっているかが見えてくる。多くの人を思い浮かべて書いてみる。誰かとつながっていることを感じてみてほしい。

【支援者を探す問いかけ】

①頼りになる人は誰ですか？

②世話をしてくれる人は誰ですか？

③手伝ってくれる人は誰ですか？

④情報を教えてくれる人は誰ですか？

⑤会うとほっと安心できる人は誰ですか？

⑥気持ちが話せる人は誰ですか？

⑦自分の気持ちを察してくれる人は誰ですか？

⑧評価してくれる人は誰ですか？

⑨信頼してくれている人は誰ですか？

⑩自分のことのように喜んでくれる人は誰ですか？

⑪本音を打ち明けられる人は誰ですか？

⑫考えや将来のことを話し合うことのできる人は誰ですか？

　1人暮らしの高齢者で「誰も頼れる人はいない」と言っていた患者にこの問いかけをした。頼りになる人は「看護師さん」，世話をしてくれる人は「ヘルパーさん」とぼそりとつぶやいた。気持ちが話せる人に幼なじみの名前が出た。後日，患者は久しぶりに幼なじみに電話した。世界にたった1人でも，自分の気持ちを理解してくれる人がいる。それだけで人は救われる。人は，ずっとそばにいて自分のことを理解してくれる人にだけ，心をゆるす。

　問われて思い出すことで，たくさんの人に支えられていることを自覚することができる。支援者を自覚できたら，助けを求める。自分からSOSを発信する。1人にすべてを委ねると負担が大きくなる。負担をかけたくないと思って自分1人で抱え込むと乗り越えるのはむずかしい。支援者の存在を思い出し，いろんな人に支援してもらう。誰からどんな支援を受けているかを自覚することで，うまく頼むことができるし，相手への負担も少なくなる。

　リーダーは支援者の存在を探し，活用しよう。

「自分で自分をケアする」には……

- ☑ まず身体を整える
- ☑ 自分の限界を知って助けを求める
- ☑ 行動する前に自分の身体に問いかけてみる
- ☑ まずは自分を優先して自分をケアする
- ☑ 自分を置き去りにせずに休む
- ☑ 自分にエネルギーを注ぐ
- ☑ 「酸素マスク……酸素マスク……」とつぶやきながら自分をケアする
- ☑ 自分の日頃のストレスの対処法（コーピング）を確認してみる
- ☑ 「いのちのケアカード」を作成し，自分で自分を癒し心のケアをする
- ☑ 腹式呼吸をしながら自分に語りかける
- ☑ 瞑想する時間をつくり唱える
- ☑ 自分の支援者を探し，その存在を自覚する

引用文献

1) 時実利彦：人間であること．p.39，岩波書店，1970.

2) アブラハム H. マズロー著，小口忠彦訳：人間性の心理学　モチベーションとパーソナリティ．pp.57-58，産業能率大学出版部，1987.

3) ローレンス M. ブラマー，マリアン L. ビンゲイ著，森田明子編訳：ケアする人だって不死身ではない　ケアギヴァーの負担を軽くするセルフケア．p.6，北大路書房，2005.

4) マツダミヒロ：質問は人生を変える　「本音」と「本気」を引き出す力．pp.34-35，きずな出版，2018.

5) 髙宮有介，土屋静馬：いのちと向き合うあなたへ　セルフケアできていますか？　マインドフルネスを活かして．p.22，南山堂，2018.

6) NPO 法人レジリエンス：傷ついたあなたへ 2　わたしがわたしを幸せにするということ　DV トラウマからの回復ワークブック．p.47，梨の木舎，2010.

7) アルボムッレ・スマナサーラ：「やさしい」って，どういうこと？．pp.88-89，宝島社，2007.

2 自分と向き合う

　自分で自分をケアした後は，じっくり自分と向き合おう。自己肯定感を育みながら，自分の人生を意味づけしていく。自分はこれでいいんだ，こうするしかなかった，だから今があると自分と向き合う。しんどい時，嫌なことを言われた時，指摘を受けた時，それは自分を見つめる機会になる。

　自分と向き合うとは……
❶自分自身を見つめる
❷自分の感情に気づき表現する
❸ありのままの自分を認める
❹自分と他者はわかりあえないと認識する
❺今いる場所を居心地よくする

❶ 自分自身を見つめる

指摘を受け止め自分を見つめる──ガラガラと自分が壊れた教員養成研修

　看護師歴も10年目となり後輩への指導もできる自信がついた頃，看護教員養成課程の研修に6か月間参加した。病院や看護専門学校の教員など，年代やキャリアもバラバラな看護師が集まった。ある程度自分の中では看護が確立していると思っていたので，系統的に学べることにワクワクしていた。6〜7人のグループになり，看護・人間・健康・環境について抄読会形式で議論していく。私はいろんな看護論を読み，議論では積極的に自分の思いを表現した。

　ある時，一緒のグループのAさんから「それはあなたの考えだよね。押し付けないで！」とピシャリと言われた。私が「本当？」と大き

なリアクションをすると,「それ,『ウソだよね』ってきこえるからやめたほうがいいよ」とも言われた。これが他者から見た私なのかと愕然とした。ガラガラと自分が壊れていった。

職場ではこんな私の態度を受け止めてくれていると甘えていた。「私は何者?」「何を身につけてきたの?」「どんな経験をしてきたの?」「それは何だったの?」「何が足りないの?」と一気に自分がわからなくなった。いろんな考えや経験をもつ人と出会うことで,狭い世界で生きてきた自分に気づいた。謙虚に今の自分を受け入れるきっかけになった。そして素直にいろんな人の経験をきいて学ぶように変化していった。率直に指摘してもらった時こそ,ありのままの自分を見つめる機会になる。

リーダーは指摘を素直に受け止め,自分を見つめよう。

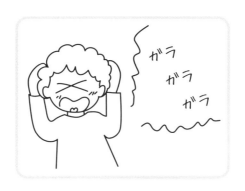

want(〜したい)理由とメリット出しで見つめる

リーダーはどうしても忙しくなると must(〜しなければならない)にとらわれてしまう。どうして今の仕事をしているのだろうとふっと思う場面も出てくるだろう。そんな時は,want(〜したい)理由,そのメリットを出してみよう。

want は,「〜したい,やりたい」と内側から生まれるもので,エネルギーになる。しかし,must は「〜すべき,しなければならない」と外側からの理由が多く,消耗する。

　子どもの時から「～しなさい」と命令されて育っている人は，外側の理由で動くことが習慣化されている。「したいこと」は「しなければならない」ことにとって代わられてしまう。大変さやデメリットが目につくことになる。意図的によい面を見ていく習慣をつけるためにも，「～したい，やりたい」という内側からの理由を増やしていく。

　　【want（～したい）理由をたくさん出すコツ】
　　①メリットのメリットを出す（そうなれたらどんなメリットがあるのか？）
　　②立場を変える・視野を広げる（子ども，未来の自分，患者・新人看護師，スタッフ，上司の立場ならと置き換えてみる）
　　③他者の出したメリットをもらう（自分で出した後で他者が出したメリットを取り入れる）

　自分たちの仕事の価値や意味を見つける機会になり，エネルギーが湧いてくる。すると表情や言動が変わり，モチベーションも上がる。
　リーダーは，want（～したい）の理由，メリットを探してみよう。

ミッション（使命）をもってぶれずに生きる

　私がミッション（使命）について考え出したのは，40歳代の頃である。放送大学で人生哲学・生涯学習・教育心理を学んでいる時だった。看護師を長く続け，子育てをして40年間生きてきた人生を振り返る機会になった。私は何のために生きているのか，社会の何に役立つのか，何をなしうるのか，学びながら自問自答する日々が続いた。心理学・哲学・教育学の参考書を読み漁り，死生学を学び，生と死について考えを深めた。そして見つけたミッションは，「生きていることの大切さを伝える」ということ。看護の仕事をする時，患者とのかかわりやスタッフの人間関係などいろんな場面で悩んだ時，私は常にそのミッションに立ち返った。生きていることの大切さをよりどころにしてきた。ミッションが自分の軸となる。周りに巻き込まれず，ドシッと構えることができ

る。どんなに大変なことがあっても，「生きてさえいれば」「とりあえず生きていこう」そんな風に自分にも他者にも声がかけられる。

　リーダーは自分のよりどころになるミッションをもってほしい。

❷ 自分の感情に気づき表現する

感情を吐き出し語る――八方ふさがりの涙

　看護部長になって数年経った頃，病院の運営や看護師の人員が確保できず八方ふさがりになってしまった。電話で友人に何も話さず「ウオン，ウオン」とただただ泣いた。情けなくて，やるせなくて，怖くて，どうしようもない気持ちでいっぱいだった。そんな気持ちを吐き出すようにとめどなく泣いた。友人は理由もきかず，「うん，うん」と耳を傾けてくれた。泣ける時は，相手が "泣いてもいいよ" というサインを出してくれる。泣けるということは，泣いてもいい安全・安心の場があるということ。泣いたら受け止めてくれる人がいる。

　五木寛之は『悲しみの効用』の中で次のように書いている。

> 　一刻も早くその悲しみを乗り越えて立ち上がっていくためには，その悲しい現実というものをまっすぐに見つめる。そして心の中で「自分は今，こういうことで悲しんでいる。何という悲しいことだろう」と独り言も言い，大きなため息をつく[1]。

　悲しみを乗り越えるには十分に悲しむことだ。泣くという形ではなく，ため息やつぶやきでもいい。「あーあ，しんどい」「ふー，悲しい」と感情表現をする。感情を吐き出すことで気持ちが楽になる。

　援助職だからこそ，自分を語ることが大事だ。受け止めてくれる人を見つけ，自分を語る。表現することで自分の感情に気づくことができる。吉岡隆は次のように述べている。

> 　援助職が〈私〉を語ること，援助は援助職が自身を援助することから

始まるのだということの意味を援助職のみならず，援助に関心のある人たちに気づいてもらえることを願っている[2]。

リーダーは時には自分の感情を吐き出して語ってみよう。

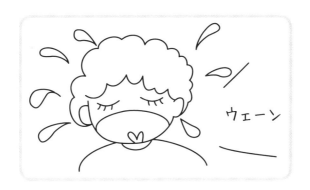

「生身の私」と「仕事をしている私」を知る

　長いこと「生身の私」を押し殺して職業上の役割を演じていると，それが鎧となって，そのうち「生身の私」と「仕事をしている私」のどちらが自分なのかがわからなくなる。そんな時は，「生身の私」と「仕事をしている私」を絵で表現してみよう。

　これをワークでやったところ，「生身の私」と「仕事をしている私」にギャップのある絵が多かった。ある人は，「生身の私」として横になっている自分の絵を黒と灰色で描き，疲れて何もしたくない自分がいると話した。「仕事をしている私」は，怒りとイライラを黄色・オレンジ色で表現した。家庭での問題を話しながら，仕事があることでなんとか自分を保っているとも語った。特に中年期はライフイベントが多い。仕事が居場所や，やりがいになっている場合もある。

　精神科医の中井久夫は述べている。

　　対人的な感受性を「心のうぶ毛」と呼んでいます。「自分の表面にあった柔らかい層」と似た表現です。（中略）自分の正直な感情を抑え込み，

> 感じないようにするとき，あるいは感じるべき感情を無理やり感じよう
> とするとき，「自分の表面にあった柔らかな層」＝「心のうぶ毛」はそこな
> われ，そのかわり，職業人としての硬い鎧を人は身につけていくのです[3)]。

　人の痛みを感じられるよう，「生身の私」と「仕事をしている私」その
のどちらも自分であると認め，統合していく。
　リーダーは「生身の私」と「仕事をしている私」を知ろう。

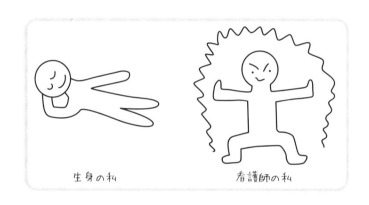

生身の私　　　　　　　看護師の私

ストレスになる出来事とその時の感情を知る

　なかなかストレスと無縁には生きられない。少しでもストレスとうま
く付き合うために，自分にとってストレスになっている出来事を挙げ，
その時の感情を振り返ってみよう。
　ストレスになるライフイベントとしては，家族の死，災害，会社の倒
産，失業，借金，離婚，別居，結婚，妊娠，就職，入学，転職などがあ
る。このようなライフイベントが重なると病気をすることがある。
　ライフイベントほど大きくなくとも，ストレスになる日々のできごと
としては，苦手な人がいる，金銭のやりくり，満員電車，仕事上のミ
ス，騒音，親子げんか，夫婦げんか，過労，育児，介護，人間関係，環
境変化，プレゼン，仕事のノルマ，受験などがある。これらをそのまま
放置するとストレスになり，日常生活に影響を与える。特に職場に関係

ストレスになる出来事

その時のあなたの気持ち（感情）

【図 2-4】ストレスになる出来事と感情を知る

するものでは人間関係が一番多い。

　図 2-4 にならって，日頃の自分のストレスになる出来事とその時の感情を記入してみよう。

　出来事は思い出せても，その時の感情は気づきにくい。言葉にできない時は，オノマトペで表現してみる。例えば，「ギョオ！」(驚き)，「シュン」(情けない)，「ジーン」(悲しい)，「ふー」(寂しい) など，声にしてどんな気持ちなのか自分の心に尋ねてみる。その後，言葉にして感情を書く。

　リーダーはストレスになる出来事とその時の感情を知ろう。

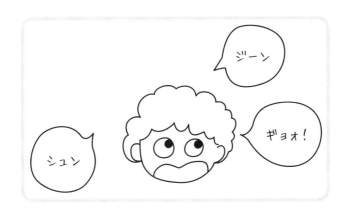

攻撃された時に起こる攻撃モードの気持ちを見つめる

　他者に攻撃されると，怒りがこみ上げてついこちらも攻撃モードになりはしないだろうか。そんな時は，自分の気持ちを冷静にきいてみるとよい。ノートを用意して，自分で自分に質問をする。質問項目は5つ（以下は私の実践例）。

【攻撃モードの気持ちを見つめるための質問】

①相手のどんな態度が不安・不快だったのか？

　　一方的で高圧的だった。タッグを組んで，笑いながら私の名前を連呼して，批判・否定する。

②あなたはどんな気持ちになったか？

　　否定された。馬鹿にされた。腹黒い。自分は嫌われている。責められている。対処がすぐできず，はがゆい。焦り，圧迫感がある。さまざまな感情が入り乱れている。

③不安の根源と課題は？

　　相手の表情・口調・しぐさ，声の大きさでスイッチが入ってしまう。私のプライドがペシャンコになり，冷静でいられない，傷つき体験が攻撃的な反応になり，相手に反発されるとさらにエキサイトしてしまう。

④攻撃モードになる時の対処方法

　　・威圧的な声・音・顔に対して自分が攻撃モードになることを認識する

　　・深呼吸して態勢を整える。相手と話す時はメモをとる

　　・相手の攻撃的な話はきき置く（留め置き）

　　・事実の確認をすると伝える

　　・不快な反応を素直に伝える

⑤考え方をどう変えてみる？

　　・「馬鹿にされたとしても相手が私のすべてを知っているわけではない」と心の中でつぶやく

　　・「言い方は相手の課題だ」と課題の分離をする

・全員に認められないこともある，わかってもらえなくてもいた
しかたがないと思う。相手が思うことは止められないし，私と
は関係ない。不快だけど，耐えられる。今のこの状態は否定さ
れているけど，状況や環境・時期によっては認められるかもし
れない。信念をもってぶれずに生きる。

ノートに書いて自分の感情や考えと向き合うことで，徐々に攻撃モー
ドはおさまり，自分の気持ちが落ち着く。攻撃モードが静まり，自分の
「安心」「自信」「自由」を取り戻すことができる。怒りに怒りで対応す
るのではなく，自分の感情と正面から向き合い，感情を表現する。

リーダーは攻撃モードの自分の気持ちを見つめよう。

❸ ありのままの自分を認める

自分のこだわり・思い込みに気づく――子育て中の看護師のいらだち

子育て中の看護師と面接していて気になるのは，子どもが自分の思う
ように行動してくれないといらだっていることだ。ある看護師は子ども
が 21 時に寝ないと悩んでいた。「上の子は時計を見てそそくさと布団に
入るけど，下の子は寝なさいと言うと騒ぐので，毎日怒って寝かせてい
るんです」と困った表情だった。私は「どうして子どもが 21 時に寝な
いと困るの？」と尋ねた。看護師は子どもの健康や成長が気になると話
した。その後で「自分が翌日絶対に遅刻したくないから」とポツリと自
分の都合が出た。「そうか，子どもが寝てくれないと仕事に支障が出る
から焦っていたのですね」と私が言うと，看護師は「だから私のイライ
ラが伝わってよけいに寝ないのかも」と子どもとのかかわりを振り返っ
ていた。「子どもが寝る時間を一緒に楽しめるといいですね」と私が言
うと，「寝かせることに必死で，楽しむなんて考えてなかった」と涙ぐ
んだ。仕事と子育てでいっぱいいっぱいになっていた。「21 時には寝か
せる」という自分のこだわり，「上の子は寝たのに」という過去の経
験，「子どもが早く寝ないと自分が遅刻する」という思い込みにとらわ

れていた。子どもと過ごすこの瞬間を大切に楽しめていない。

　自分のこだわりや思い込み，ルールに縛られて，自分を苦しめていることがある。他者のせいにしないで，自分と向き合い認めていく。

　リーダーは自分のこだわり・思い込みに気づき，認めよう。

ゆるせない自分をゆるす――不機嫌な態度がゆるせない看護師長

　ある看護師長が「○○スタッフの不機嫌な態度がゆるせないんです！」と言ってきた。私が「どうして？」と尋ねると，「以前からずっと不機嫌な態度で他の職員が怯えているんです。不機嫌は周りに影響するからよくないです」と言う。そう言う看護師長も怒りで不機嫌な態度だった。私は看護師長に『ゆるすということ』という本を紹介して，「ゆるしの実践」の章を 2 人で読んだ。

> ・「ゆるしたくない」という思いはブーメランのように自分に返ってくる。そんな苦しみとはさよならすると決意する。
> ・他人をゆるすとき，実は自分がゆるされているのだという真実を思い出す[4]。

　この本を読んだ後，2 人で話していると「誰をゆるすの？」「ゆるせない人をどうやったらゆるせるの？」と看護師長は他人に焦点を当てていた。なかなか自分のことは出てこなかった。「そう思っている今の自分をゆるせたらどう？」と私が視点を変えて尋ねてみた。すると看護師長は「そうか，ゆるせないと思っている自分を解放してやるといいんだ」と笑顔で答えた。

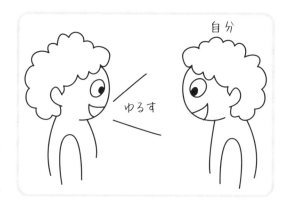

　リーダーはゆるせ

ないと思っている自分をゆるしてみよう。

失敗や足りないところをさらけだす

　次世代リーダーの研修に参加したある主任が「リーダーは強くなければ信頼されない」と話し，「私は到底リーダーには向いていない」と付け加えた。

　強さとは何だろう？　リーダーも生身の人間だ。失敗するし，うまくいかないこともある。成功したりうまくいっているところばかりを見て，勝手にリーダー像を描いている。リーダーといえど，強さと弱さを併せもつ。そのバランスが大事なのだ。

> 　信頼を確立するには，こちらが十分に弱さをもった，自分と同一化できる存在であり，「似ても似つかない」存在ではないとわかってもらわなければならない。その上で，十分に強さをもつ，頼りになる存在だと感じてもらわなければならない[5]。

　リーダーは強さと弱さを併せもつ自分を受け止めて，周りに見せていく。スタッフも「リーダーも自分と同じ人間なんだ」と思える。失敗や未知なることは不安や負担が大きい。けれども，その経験がその人の器を大きくしていく。自分だけでなんとかしようとしてアップアップしている人は，いつまでたっても小さな器のままである。器を大きくしていける人は，正直にわからない自分や不安な自分を他者にさらけだす。人に頼り，相談し，学び，引き出しを多くしていく。

　リーダーは失敗や足りないところをさらけだしてみよう。

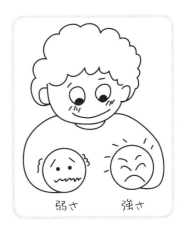

弱さ　　強さ

❹ 自分と他者はわかりあえないと認識する

わかりあえないことを前提にする

愛知県看護管理研究会に劇作家・演出家の平田オリザ氏を招いて「わかりあえないことから　コミュニケーション力を引き出す」の講演会を開催した。平田氏は演劇を例に，コミュニケーションの"ズレ"について話した。多様性を受け入れるという話の中で，金子みすゞの「みんなちがってみんないい」を「みんな違って大変だ」とアレンジしてため息をついた。会場からどっと笑いが起こった。「みんな違って大変でいいんだ」と私も正直ほっとした。

職場や家庭で，人と人の関係性の中で「わかりあう」ことのむずかしさを感じることが多い。相手に合わせて，自分を押し殺したり，好かれようと振る舞いながら相手を恨んだりする。

講演会の後，平田氏の本を読んだ。その中の一説が印象深い。

> 「バラバラな人間が，価値観はバラバラなままで，どうにかしてうまくやっていく能力」が求められている。これを「協調性から社交性へ」と呼んでいる。(中略)「こころからわかりあえないんだよ，すぐには」「こころからわかりあえないんだよ，初めからは」[6]

わかりあえないもの同士が，共有できるところを見つけて，コミュニケーションをとっていく。どうにかうまくやっていくには，安全な場でコミュニケーションの機会を増やす。そのためにはコミュニケーションの場づくりが必要である。

リーダーはわかりあえないことを前提にコミュニケーションをとろう。

ぶつかり合って違いに気づき，関係をつくる

再婚した夫と京都旅行の折にぶつかり合ったことを思い出す。「ねえ，家の中だから帽子を脱いだら」と私が言うと，「そんなこと僕の勝手でしょう」と言う。「見学に来ている他の人に失礼じゃない」となお

も私が言うと，「そんなことないよ」と夫は帽子を脱がなかった。帽子を人前で脱ぐか否かという些細なことだ。しかし，その背景には互いの習慣や価値観などの違いがある。ぶつかり合うことで相手との違いに気づく。わかりあえなくてもよい。自分の気持ちや考えを伝えるだけだ。相手に自分が大事にしていることをわかってほしいと思って伝える，しかし，相手も同じように大事にしていることがある。お互い違っていたらわかりあえない。これはしかたがないことだ。そんな風に実体験とパールズの「ゲシュタルトの祈り」の言葉が一致する。私はこの言葉に何度も救われた。

> わたしはわたしのことをやり，あなたはあなたのことをやる。
> わたしはあなたの期待に応えるために，この世にいるわけではない。
> あなたはわたしの期待に応えるために，この世にいるわけではない。
> あなたはあなた，わたしはわたし。
> もし偶然にお互いが出会えれば，それはそれで素晴しいこと。
> もし出会わなければ，それはそれで仕方がないこと[7]。

　私は「ゲシュタルトの祈り」の言葉の意味を，「自分をなくして "受け入れる" のではなく，相手を尊重して "受け止める" こと。わかりあえない，でもわかろうとしてかかわる」と解釈している。

　これまで孤独と不安を味わい，ぶつかり合ってきた経験から，他者と深い関係を築けるようになった。

　リーダーはぶつかり合うことで違いに気づきながら，関係をつくろう。

❺ 今いる場所を居心地よくする

心の居場所は自分でつくる

　自殺防止センターの電話相談では，「死にたい」「生きるのがつらい」という中高年からの電話が鳴り止まない。40歳代の中間管理職の男性は「会社には俺の居場所がない」と話した。「職場で上司に無視され，

仕事を与えてもらえない。認められない。会社にいなくてもよい存在」と自分の今の状況を話す。「それで今はどんな気持ちですか？」と尋ねた。すると「情けない，みじめ，自分は生きている価値がない，そんな自分を消したい」と言う。他者から受けた仕打ちによって，自分の存在を消そうとしている。自分自身の心の居場所も失っている。傷ついている自分を自分で認め，受け止め，癒すことなく，自分で自分を消そうとしているのだ。

『「居心地のよいこころ」をつくる本』の最後のページに次のような文章が掲載されている。

> 　自分を変え，周囲を変えることで，私たちは，こころを支えてくれるこころの居場所を自分自身の手でつくってゆくことができます。そのためには，自分自身のいいところを知り，不安や苦しみをともに味わえる人間関係を大切にしたいものです。そして，相手が悩んだり苦しんでいるときには，ともに悩み考え，励ましたり，時には静かに見守ったりすることができる感性と，こころの余裕を持っていたいものです[8]。

傷ついている自分を自分で認め，受け止め，癒す。そんな自分を知ることができると，他者の痛みを感じることもできる。

リーダーは心の居場所を自分でつくろう。

まとめ

「自分と向き合う」には…

- ☑ 指摘を素直に受け止め自分を見つめる
- ☑ want（〜したい）の理由とそのメリットを出す
- ☑ ミッション（使命）を見つける
- ☑ 感情を吐き出し語る
- ☑ 「生身の私」と「仕事をしている私」を知る
- ☑ ストレスになる出来事とその時の感情を知る
- ☑ 攻撃された時に起こる攻撃モードの気持ちを見つめる
- ☑ 自分のこだわり・思い込みに気づき，認める
- ☑ ゆるせないと思っている自分をゆるす
- ☑ 失敗や足りないところをさらけだす
- ☑ わかりあえないことを前提にコミュニケーションをとる
- ☑ ぶつかり合うことで違いに気づき，関係をつくる
- ☑ 心の居場所は自分でつくる

📖 引用文献

1) 五木寛之：悲しみの効用. p.42, 祥伝社, 2011.
2) 吉岡隆：援助職援助論 援助職が〈私〉を語るということ. p.11, 明石書店, 2009.
3) 武井麻子：ひと相手の仕事はなぜ疲れるのか 感情労働の時代. p.36, 大和書房, 2006.
4) ジェラルド G. ジャンポルスキー著, 大内博訳：ゆるすということ. p.132, サンマーク出版, 2000.
5) ヘンリー・クラウド著, 中島秀隆訳：リーダーの人間力 人徳を備えるための６つの資質. p.101, 日本能率協会マネジメントセンター, 2010.
6) 平田オリザ：わかりあえないことから コミュニケーション能力とは何か. pp.207-208, 講談社, 2012.
7) 諸富祥彦：孤独であるためのレッスン. pp.98-99, 日本放送出版協会, 2001.
8) 吉川武彦：「居心地のよいこころ」をつくる本 頑張り屋さんの気持ちをラクにするヒント. p.234, 大和書房, 1999.

3 他者をケアする

　私はケアを「その人らしく生きられるように成長・成熟に向けて支える」と捉えている。ここでは他者をケアすることについて述べるが，ケアの対象は他者だけではない。自分自身も対象であり，自分をケアすることの大切さはすでに述べた通りだ（46 ページ）。

　　「ケア」という言葉は，①狭くは「看護」や「介護」，②中間的なものとして「世話」といった語義があり，③もっとも広くは「配慮」「関心」「気遣い」というきわめて広範な意味をもつ概念である[1]。

　ケアの具体的な行動としては，助ける，関心を寄せる，寄り添う，心を配る，応答する，援助するなどがある。リーダーは日常的に他者にどんなケアをしているだろうか？　メイヤロフの記述が興味深い。

　　一人の人格をケアするとは，最も深い意味で，その人の成長すること，自己実現することをたすけることである[2]。

　ケアは，成長・自己実現を助けることになる。つまり，リーダーがケアすることで他者の内在する可能性，伸びゆく心を育て，成長を助けていくことになる。一見するとリーダーが一方的に他者をケアしているように思えるかもしれない。しかし，その実リーダーは他者をケアしているようで，相手に思いやりや世話する力を引き出されている。リーダーもケアされているのだ。『ケアを問いなおす』の中にこんな言葉がある。

　　「ケア」本来の意味が「配慮，関心，気遣い」だとすれば，それは「ひき合う孤独の力」そのものだといえる。つまり，人間は誰しも，「ケア」

する対象を求めずにはおれないし，また，自分が「ケアされる」ことを
欲する[3]。

　相手の成長・成熟を助けながら，自分も成長・成熟を遂げることがで
きる。相互に影響し合っているのだ。

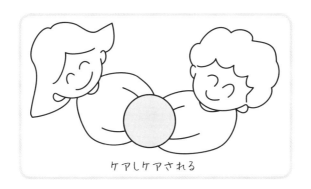

ケアしケアされる

他者をケアするとは……
❶暗闇を照らす月明りのようにそっと見守り，支える
❷そっと「地図」や「お守り」を渡すような応援をする
❸患者のケアを通してケアを深める

❶ 暗闇を照らす月明りのようにそっと見守り，支える

　私は"いのちのケア"を「月明りのようなケア」と考えている。月に
は，暗い闇を照らす，見守る，おだやか，やさしい，安心，静か，あり
のまま，そんなイメージがある。月の光にやさしく照らされると心が満
たされる。太陽が照らす"陽"のエネルギーには，励まされ，元気にな
る。しかし，傷ついてエネルギーのない時には，負担になる。周りがあ
まりにも明るいと，自分の気持ちとのギャップで，そうなれない自分，
そうではない自分を否定してさらに追い詰めてしまうことがあるのと似
ている。月明かりは"陰"のエネルギーで，何もかも失いエネルギーを

消耗している人でもありのままを肯定し，丸ごと包んでくれる。

やさしい月明りのもとで，人は自分の影の部分も見つめることができる。嫌な自分やみじめな自分を受け止められるように，そっと見守り支える。

リーダーは暗闇を照らす月明りのようにそっと見守り，支えよう。

❷ そっと「地図」や「お守り」を渡すような応援をする

応援にもさまざまな形があり，時と場合に応じて太陽・月・風のように元気づけてほしいと第1部で述べた（17ページ）。「よくやったね！」「がんばったね」と言葉をかけるばかりが応援ではない。相手に機会を与えるという形もある。例えば，若手のリーダーを育成しようとする時は，彼ら自身が気づきを得られるようにする。つまり，情報を直接与えるだけではなく，情報の受け取り方や編集の仕方を今後にいかせる形で教える。「応援」とよく似た言葉に，「支援」や「援助」があるが，これらは一方的にこちらが手を差し伸べるイメージが強い。「応援」は対等な関係の中で仲間の力になることを意味する。

リーダーはスタッフの未来を信じて，望む方向に進めるよう支えよう。

そっと手渡す「地図」のような応援——スタッフが悩んでいる時

スタッフが落ち込んで悩みの相談をしてきた。私は，ただそばにいて温かい紅茶を出しながら「どうした？」とスタッフが話し出すのをじっと待った。すると，スタッフはぽつりぽつりと話し始めた。私は，アドバイスをせず，悩みに関係するような本を選びそっと渡した。その際はあまり解説せず，「読んでみて」とそっと渡す。後日，それを読んだスタッフが「なんだか少し気持ちが楽になりました」と言って本を返しに来た。何がどう楽になったかはわからないが，自分で気づけたのだろう。応援するとは自分の力で1歩前に進むことができるように背中を押すことだ。

自分が代わって問題を解決することはできない。その人が気づけるような応援をする。道に迷った時に，その人の手を引いて連れていくので

はなく，自分で歩めるようにそっと手渡す「地図」のようなものだ。

リーダーはスタッフが自分で気づけるよう，そっと手渡す「地図」の
ような応援をしよう。

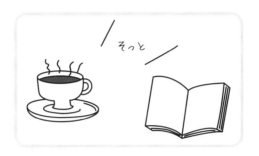

「お守り」のような応援——手が震えて針が刺せない時

看護師歴5年のスタッフが透析室勤務になって1年が経過した頃，「手が震えて針が刺せない」と泣きながら先輩看護師に話した。状況をきくと，穿刺がうまくいかなかった時に患者に大きな声で怒鳴られてからだという。ショックと緊張で針を刺す時に手が震え，自信を失っていた。先輩看護師は「これまでうまく穿刺できていたのだから，リラックスすればできると思うよ」と励ました。そして，自分自身の穿刺がうまくいかなかった体験談を語り，腕につけるミサンガをプレゼントした。5年目の看護師は手首にミサンガを結んで針を刺した。手の震えはなくなりうまく刺せた。「自分のことばかり考えていた。患者の気持ちや血管の状況に集中したら，そのとらわれが消えた」と話した。先輩のなにげない，そっと支える「お守り」のような応援によって，とらわれから解放された。

リーダーはなにげない，そっと支える「お守り」のような応援をしてほしい。

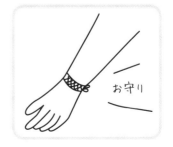

❸ 患者のケアを通してケアを深める

傍らで寄り添う──透析を始めると波が出る患者へのケア

　20歳代後半の頃，透析を導入したばかりの30歳代の男性患者を担当した。私が透析室で透析の機械を見ながら「ダイアライザーは腎臓の役割をしていて……」と指導している間，彼は透析の機械を見ることなく，ずっと機械の反対側に顔を向けていた。彼は「透析を始めると波が出るんです」と不快な表情を浮かべた。私は "透析が受け入れられないのだ" と瞬時に理解した。透析中に無理に機械を見せることは心理的負担になる。私は「無理に見なくてもいいですよ」と声をかけた。彼は機械の反対側に顔を向けたまま軽くうなずいた。透析をしない日に，腎不全や透析についてゆっくりと説明した。

　ある日，「『透析中に波が出る』って言っていたけど……それはどんな感じですか？」と私は率直に尋ねた。すると彼は天井を見ながら，ポツリポツリと語り始めた。「透析すると口の中が嫌な味がするんです」。「何をされているかわからなくて，怖いので見られません」。「波は，私と機械を隔てているのかな……」と自分の気持ちを探しながらゆっくりとした口調で語った。私は「波は，あなたと透析を隔てるものだったんですね……それで今はどんなお気持ちですか？」と返した。彼は「やっぱり機械でなんかされているのが怖いし，機械につながれて生きるのが嫌なんだと思う」と透析に対する正直な思いを語ってくれた。私は次の透析から，透析の操作を1つひとつ丁寧に言葉にして伝えた。

　数日が経ち，彼の口から透析中に「波が出る」という言葉は出なくなった。さらに数日が経ち，自分から透析の機械を見るようになった。

　私がこの間やったことといえば，無理に透析の機械を見せるのではなく，相手を信じてそっと傍らで待っただけだ。そのうち彼が恐怖や不安を言葉にして語るようになった。寄り添うことで，患者は今の自分に気づくことができたのだ。

　リーダーは相手を信じて待ち，傍らで寄り添ってほしい。

安心して泣くための器になり，語りを助ける──初老の透析患者のすすり泣き

　透析を導入したばかりの50歳代の女性を担当した時のことだ。血液循環が開始されると布団を頭までかぶり，すすり泣きの音とともに布団が微妙に揺れていた。私はどう声をかけていいかわからず，彼女のベッドの傍に椅子を持って行き，ただ布団をさすった。人の気配を感じてもらうことしかできなかった。

　透析を始めて数回が過ぎた頃，彼女はすすり泣きながら布団から顔を出してきた。私はそっとのぞき込んだ。彼女は「私，バレーボールをやっているから，腕にシャントがあるとバレーができなくなる。仲間にもどう言っていいか……」とあふれる気持ちや思いを話し始めた。透析をすることで生活が制限されることや変化に適応できないことなどを語り出した。語ることで，自分の病気や治療と向き合っていた。

　泣くことはその人にとって意味のある行動なのだ。無理に言葉にしてもらうのではなく，こちらが安心して泣くための器になって受け止める。そして語り出すのを助ける。

　リーダーは安心して泣くための器になり，語り出すための助けとなってほしい。

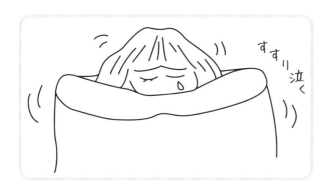

「他者をケアする」には……

- ☑ 暗闇を照らす月明りのようにそっと見守り，支える
- ☑ 相手が自分で気づけるよう，
  そっと手渡す「地図」のような応援をする
- ☑ なにげなく，そっと支える「お守り」のような応援をする
- ☑ 相手を信じて待ち，傍らで寄り添う
- ☑ 安心して泣くための器になり，語り出すための助けをする。

📖 引用文献

1）広井良典：ケアを問いなおす．p.13，筑摩書房，1997．

2）ミルトン・メイヤロフ著，田村真・向野宣之訳：ケアの本質 生きることの意味．p.13，ゆみる出版，1987．

3）前掲書 1），p.12．

4 暮らしを楽しむ

　人生 100 年時代には，自分の人生や暮らしを何度もシフトする必要がある。これまでは大きなシフトといえば，教育から仕事へ，仕事から引退への 2 回だけだった。自由に使える時間である余暇には，主に消費と娯楽を当てていた。しかし，長寿化によって人生 100 年時代となると，余暇の過ごし方を考え直す必要がある。

> 　家族と友人，スキルと知識，健康と活力などの無形の資産を充実させることの重要性が高まり，そのための投資が必要になる。家族や友人と過ごす時間，教育とスキルの再習得にかける時間，エクササイズをする時間に投資しなくてはならない。長い人生を生きる人には，これらの資産への投資，とりわけ教育への投資が不可欠だ。（中略）レクリエーション（娯楽）ではなく，自己のリ・クリエーション（再創造）に時間を使うようになるのだ。一人ひとりが自分なりに，リ・クリエーションとレクリエーションを組み合わせて余暇時間を形づくるようになるだろう[1]。

　余暇の時間にもっと仕事をする，副業をする，学び直して資格を取得する，ボランティア活動をするなど，自分なりに工夫し，再創造のための時間を充実させ，次のステージに向けていかす。
　リーダーは仕事と家庭の両立だけでなく，余暇の過ごし方を考えつつ，暮らしを楽しんでほしい。

暮らしを楽しむとは……
❶働き，働き続ける
❷学び直し，学び続ける
❸家族とのかかわりを考える

❹楽しむ時間をつくる
❺人間を超えたものの存在を信じる

❶ 働き，働き続ける

　働く場所や働き方を随分と選択しやすい世の中になってきた。どんな働き方をしてもいい。働くことは特別なことではない。暮らしの一部だ。高齢になっても働き続けている人を見かける。畑仕事をしている人，手作り弁当屋を始めた人など，高齢でも社会とつながっている人はいきいきしている。働くことで得られる何かがある。どんな仕事でもいい。働き続ける先に自分の生きる意味や存在意義が見えてくる。

働くことの意味・意義を語り合う

　次世代リーダー育成研修の際，「働くことについて」の問いをつくり，3人1組でその問いを話し合うというワークを行った。

　子育て中の看護師Mさんから，「子育てしながら仕事を続けていいのか？」という問いが出された。他の看護師が「いいと思うよ」と即座に答えた。「自分に余裕ができる」「自分が社会とつながっていると感じられる」など現在子育てをしている看護師ならではの意見だった。他にも「自分以外の人に子育てを支援してもらえる」「何より自分が看護師として成長できる」という意見も出た。Mさんの振り返りには「自分にとって仕事は生活の一部であり，よりよく働きたいという思いがある。他の人も同じ思いをもっているということに気づけた。精一杯仕事をがんばります。仕事のある生活を楽しみます」と書いてあった。働くことは生活の一部で，楽しもうという気持ちに変化していた。

　子育ての責任を一手に引き受けようとする母親は，働くことに罪悪感をもつ。たくさんの人に頼り助けられ，支えられ，仕事が続いていく。

　リーダーは何のために働くのかを語り合おう。

働き続けるためのやり過ごし方──声をかけ合う

働くことは，生きることと切り離しては考えられない。働くから経済が安定して生きることができる。生きる土台が安定するから家族を支え，趣味などの好きなことが実現できる。

働くことに疲れていた時，京都の河井寛次郎記念館を訪れた。河井寛次郎の書に感動した。『火の誓い』の中の「仕事が仕事をしています」という詩が印象的だ。

> 仕事が仕事をしています　仕事は毎日元気です
> 出来ない事のない仕事　どんな事でも仕事はします
> いやな事でも進んでします　進む事しか知らない仕事
> びっくりする程力出す　知らない事のない仕事
> 聞けば何でも教えます　頼めば何でもはたします
> 仕事の一番すきなのは　苦しむ事がすきなのだ
> 苦しい事は仕事にまかせ　さあさ吾等は楽しみましょう[2]

仕事をしている自分をもう1人の自分が俯瞰で見ている。仕事は仕事をする。仕事はもう1人の自分にまかせて，苦しみの中から意味を見つけて楽しむ私をつくる。そう思うと気持ちが軽くなった。

仕事をしている自分に「よくやっているなー，私」「すごいなー，私」と自分に自分で声をかけて励ます。

30歳代で仕事がしんどい時に，白衣に着替える前に看護師の同僚とよく「働くことは生きること」「今日も待っている人がいるー！」とロッカールームで叫んだこともあった。生きることは，山あり谷ありだ。当然，仕事でもよいことばかりではない。だからこそ，自分で自分に声をかけ，仲間で声をかけ合い，やり過ごす時があってもいい。

リーダーは自分に自分で声をかけ，時に仲間で声をかけ合ってやり過ごそう。

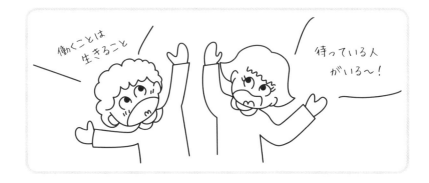

❷ 学び直し，学び続ける

学び続けるスイッチを ON にする

　先輩にすすめられて，放送大学に入学したのは 40 歳の時だった。仕事と家庭に日々翻弄され，もう一度学び直したいというスイッチが入った。教育学と発達学を専攻した。久しぶりの学びが新鮮だった。通信制なので，自宅で放送をききテキストを読んで自分なりにまとめ，試験を受けて単位を取得した。卒業までに 8 年かかったが，学ぶことを暮らしに取り入れて習慣化できた。

　米国の教育学者のハヴィーガーストは次のように述べている。

> 　生活することは学ぶことであり，成長することも学ぶことである。われわれは歩いたり，話したり，ボールを投げたりすることを学ぶ。また本を読んだり，菓子を焼いたり，同年輩の異性と仲良くすることを学ぶ。さらに仕事をしたり，子供を育てたりすることを学ぶ。老後あまり仕事ができなくなったときは円満に引退したり，40 年間もともにくらした夫または妻なしに，一人でくらすことを学ぶ。これはすべて学習の課題である。人間の発達を理解するためには，われわれは学習を理解しなければならない。人間はめいめい生涯学習を続けるのである[3]。

　リーダーは学び直すことで，学び続けるスイッチを ON にしよう。

学び合う仲間づくり

放送大学では，定期的に教室で先生から直接学ぶ2日間のゼミがあった。ある日，後ろの席の人から声をかけられた。声をかけてくれたFさんは主婦でこれまで子育てをしてきたが，何かにチャレンジしたかったので大学に入ったと話してくれた。真摯に学ぶ姿に感銘を受けた。Fさんとは今でも時々会ってはお互いのやりたいことや夢を語り合う。今では，私が立ち上げた"いのちの根"の集い（208ページ）の運営メンバーとして一緒に活動している。学び続けるためのコミュニティができた。

リーダーは学び合う仲間をつくろう。

学びを仕事にいかす

放送大学で印象に残ったのは，『人生の哲学』[4]という授業だ。「生と死を考える」「愛の深さ」「自己と他者」「幸福論の射程」「生きがいへの問い」というテーマで学びを深めた。看護は人間の生老病死に深くかかわる仕事である。死，愛，他者，幸福，生きがいについて，これらは看護学校で学んではいるが，現場で経験したことをふまえて，もう1回学び直した。終末期の患者のケアを通して，最期までその人らしく生きられるよう支援する時，『人生の哲学』の「生と死を考える」の章を読み直し，1人ひとりの生き方・死に方があることを改めて認識し，その人の望む最善を深く考えた。これまでの経験がその本に書いてあることの裏づけになり，振り返ることができた。看護師を育成する時にも学びが役立った。生涯学習をもっと深めたいという思いも強くなった。

リーダーは学び直し，仕事にいかしてほしい。

学びで暮らしを楽しむ，暮らしの中から学ぶ

放送大学で生涯学習論のゼミを受講した時の先生の言葉「働くことは学習すること」「生きることは学習すること」が印象に残っている。働くこと，生きることそのものがすべて学習なのだ。

なぜ生涯学習が大事かを観光を例に説明してくれた。観光する時，た

だ観光に行くという人と，その土地の地理，歴史，暮らしを学んでから観光する人に分かれる。後者はその土地の観光ガイドを読んだり，現地の人と話すなどいろいろな方法で学ぶ。だから10倍楽しむことができると話してくれた。私は心がワクワクしてきた。学びは学問と思っていたためハードルが高かった。しかし，暮らしを楽しむための学びなら，これから生涯学べると思った。

リーダーは学びで暮らしを楽しむ，暮らしの中から学ぶ。

❸ 家族とのかかわりを考える

身近にいる家族との関係が，人生や暮らしに影響する。家族が心の拠りどころになることもあれば，一緒にいながらわかりあえない孤独を感じることもある。家族ほどややこしいものはない。

家族のあり方を点検する──適度な距離を保つ

自殺防止センターの電話相談を受けていて気になることは，「妻には相談できない」「母には迷惑をかけたくない」「父にいやな子どもだと思われたくない」などの電話が多いことだ。家族間のコミュニケーションが希薄なことがうかがえる。その一方，家族の凝集性が高すぎて息苦しさを感じている場合もある。「親の言うことが絶対だからいい子でいないといけない。生きづらい」「子どもがずっと家で私をののしる」。

1人ひとり価値観が異なるもの同士が，家族として暮らすのだ。適度な距離を保ち，個を尊重することが必要だ。

リーダーは自分の家族のあり方を点検してみよう。

家族で大切にしている価値観を共有する

昨年，私は「家族で大切にしている価値観」を一緒に決めようと家族のLINEグループに投げかけた。これを話し合うことで，お互いのことをどう考えているのかを知ることができるし，家族で考えるプロセスは家族間でコミュニケーションをとる機会にもなる。

　私は，互いに侵入しすぎない関係でいたい。家族でも適度の距離が大事なのだ。次女が「宇宙人同士，宇宙人と認めている」「普通であることを特に求めない」と書いた。お互いの個性を尊重して助け合えばいいんだと思い，頼もしかった。家具職人の夫が出した言葉は「利他の心」だった。確かに，夫は日頃から娘たちの家の不具合があるとすぐに駆け付けて直す。家のトイレはいつもピカピカに掃除している。有言実行である。

　何かにチャレンジしようと思った時，家族は土台になり，拠りどころになる。家族は自分の次に大事な社会資源である。もたれすぎず，遠すぎず，適度に距離を保ち，個を尊重する。

　土台が安定するように，リーダーは家族で話し合い価値観を共有してみよう。

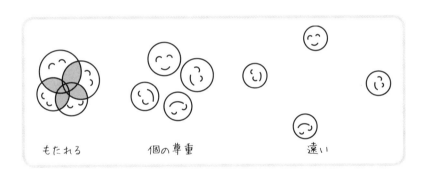

もたれる　　　　個の尊重　　　　　　遠い

❹ 楽しむ時間をつくる

　3人の子育てをしながら看護師の仕事をしていると，時間に忙殺され，どこに自分の時間があるのだろうと思った。そんな時，友人が夏目漱石の『草枕』を貸してくれた。有名な冒頭の言葉。

> 　山路を登りながら，こう考えた。
> 　智に働けば角が立つ。情に棹させば流される。意地を通せば窮屈だ。兎角に人の世は住みにくい。

> 住みにくさが高じると，安い所へ引き越したくなる。どこへ越しても
> 住みにくいと悟った時，詩が生れて，画が出来る[5]。

　これを読んで，仕事や家族との時間も大事にしながら，1 人の時間を
楽しみたいと思えるようになった。どうやったら時間をつくれるかを考
えた。自分でやらなくていいことはお願いすることにした。
　リーダーは自分がやりたいワクワクすることは何かを考える。工夫し
て自分の時間をつくって楽しもう。

好きなことを継続する——油絵での絵本作り

　自分の好きなことを考えた時に，絵を描くということが浮かんだ。当
時長女が 2 歳だったため，自宅でできる方法を探していると，新聞に油
絵の通信教育が載っていた。早速申し込み，テキストを見ながら描き始
めた。初めは小さな絵を描き添削を受けた。子どもが寝たら油絵を描い
た。仕事も子育ても忙しい時は，スケッチをするなどできる範囲のこと
をした。すると仕事も子育ても楽しくなった。子どもが大きくなると仕
事が休みの日に油絵の教室に通った。子どもや患者・看護師たちを題材
にして 50 号の大作にも取り組んだ。看護師たちを描いた油絵は区民展
で佳作をもらった。
　絵本が好きだったこともあり，油絵で大人向けの絵本を描きたいと思
うようになった。絵本・童話作家の通信教育を受けたのは 35 歳の頃。
はじめて描いた絵本は『まいごのタン』。娘が迷子の犬を家に連れてき
たことを題材にした。次に，『キョペとお月さま』。中学で両親が一家離
散した時のことを題材に，喪失からどうやって立ち直るかを描いた。自
作の絵本は出版こそしていないが，ワークショップで活用している（図
2-5）。
　リーダーは自分の好きなことを見つけて，継続してみよう。

アート・美を楽しみ，感性と創造性を養う

　絵は描くばかりでなく，見ることも好きだ。趣味はアート・美を楽し

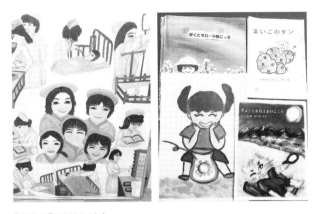

【図 2-5】油絵と絵本
趣味で始めた油絵（左）と絵本作り（右）。絵本はワークショップで活用している。

むこと。絵のみならず，建造物・書・陶芸・詩・木工・写真いろんな美しいものに触れてきた。

　秋田県に帰郷した折，日本で最も美しい図書館の1つである中嶋記念図書館に立ち寄った。秋田杉と傘型屋根，半円のデザインでコロシアムのような形，森の中にポツンと建つ図書館は圧巻だった。外には秋田杉が大空に向かって真っすぐに伸びていた。真っすぐ伸びる杉から「1人ひとりが個性のある人として，存在している。唯一無二の存在」そんなことを想像しながら帰った。

　アート・美を楽しむことで，現実の世界を超えることができる。先の見えない時代を生きるリーダーに求められるものは感性と創造性である。ないものを見る力——想像性も欠かせない。

　リーダーはアート・美を楽しみ，感性と創造性を養ってみよう。

書くことでアウトプットする

　本を読んだらメモをする。気づいたことを書きとめる。日常の中で書くことを習慣にしている。苦しくつらい体験をした時の赤裸々な思い，ワクワクドキドキした時の気持ち，イラスト，本の一節などなんでもあ

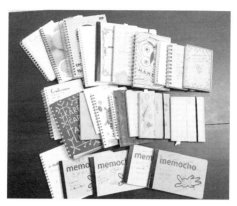

【図 2-6】ノート
感じたことや本の一節などを記したノート。これらが
原稿を書く時の素材になる。

りの雑記帳だが，継続して 50 冊以上になった（図 2-6）。そのノートに
書かれたことが連載原稿の素材になる。

　自分の感じたことや外部から仕入れたことを書いてみよう。スマート
フォンのメモ機能で書いても OK。それが自分の経験や知識になってい
く。

　リーダーは書くことで，アウトプットしてみよう。

おしゃれを楽しむ——その場に合った装い，身だしなみをする

　私は「人間中身が勝負よ！」と言わんばかりに仕事と学びと社会活動
にエネルギーを注ぎ，メイクや洋服には全く興味がなかった。2018 年
にセミナーコンテストグランプリにチャレンジする機会があり，多くの
人の前で話すことになった。エステに通いメイクの仕方を学び，ファッ
ション・プロデューサーのしぎはらひろ子氏の服飾戦略のセミナーを受
けた。しぎはら氏は講義の中で，「洋服はペットボトルのラベルと同
じ，ラベルがあるからお茶や水とわかって信頼して飲める。もしラベル
がなかったら信頼できない。洋服はラベルのようなもので，この人は何
をする人かは洋服で決まる」と話した。

> 本当に輝かせる服は，「着る（＝おしゃれに見せる）」ものではなく，「装う（＝自分らしさを演出する）」ものだと考えています[6]。

　セミナーコンテストでは700人の前で「心といのちのケア専門家（オカン）」として「1人で悩みを抱える夫の本音の引き出し方」を妻向けに10分で話した。真っ白いワンピースに真っ赤なネックレスで登壇し，準優勝した。真っ白な服は「ナース服のようで新鮮だった」「導く人だと感じた」，真っ赤なネックレスは「いのちを救いたいという思いが伝わった」「温かい思いや愛を感じた」などの反響があり，洋服は言葉より雄弁だと感じた。外側を変えることで，内面も変化してきた。

　リーダーは，その場に合った装いをしておしゃれを楽しもう。

❺人間を超えたものの存在を信じる

神仏に学び，手を合わせる

　夫と2人で京都の法然院を訪ねるようになって10年になる。行く度に必ず梶田真章住職の法話をきいている。因（原因）によって縁（結果）は生じるが，縁は条件次第でよいこともわるいことも起きるという話だ。その時その時の条件が重なって今がある。うまくいった時は，「条件が整ったんだ。ありがとう」と感謝する。うまくいかなくてもそんなに落ち込まなくていい。以前はうまくいくと自慢し，うまくいかないと自分を責めていた。しかし法話をきくようになって，うまくいってもうまくいかなくても「ご縁」と思えるようになった。自分を離れたところから見つめられるようになって，楽になった。

　梶田住職は，所詮人間は"凡夫"であり，あの世で仏が救ってくれるからこの世では修行しなくてよいと言う。嘘もつくしわるいこともする，うまくいかないときもある。縁あって誰かのお陰でこうなっている。うまくいかない時は，「凡夫だからしかたない」——この言葉でやり過ごすことがある。心がスッと軽くなる。自分を超えたものに身をゆだねる時があっていい。

　神仏といえば，53歳で再婚して家を買い，新しい家族で入る時，家のお祓いをしてもらうことで夫と意見が一致した。新たにいいことをするとわるいことが起こる――そんな言い伝えが気になり，神事を行った。それから引っ越した先の氏神様に挨拶に行った。神棚を設け，毎年神主様に来ていただいている。

　私は特定の宗教を信仰しているわけではない。しかし，自分を超える大いなるものの力は信じている。信じることで，自分を自然界に存在する1つと見ることができる。家族で神仏に参る時は，願いごとではなく，「ごめんなさい」「ありがとうございます」と感謝と謝罪をしている。手を合わせるだけでもよい。

　リーダーは神仏に学び，時には手を合わせてみよう。

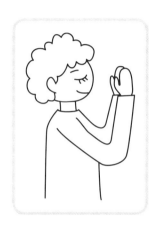

自然を味わい感じる

　自然にふれることで感じられる幸せがある。『世界の学者が語る「幸福」』には次の言葉が紹介されている。

> 　「感じ」てみるのである。微笑んでみよう！　笑ってみよう！　でも，泣きたい時には泣こう――それは，苦しみを和らげてくれる。自分の周りにある美しいものに目を配り，耳を澄まそう。美を探し求めよう。鳥のさえずりを聞いたり，鳥の群れを見たり，木々，草花，水の流れ，雲，日の出や夕日をじっと眺めたりすることから大きな幸せを得ることができる[7]。

　昨年，キャンプ場で仲間と合宿した。木漏れ日やさわやかな風を肌で感じた。いつもより身体を軽く感じた。大きく両手を上に広げ「あー」と大きな声で叫んだ。シーンと静まりかえった森の中で私の声だけが響

いた。「うわー生きている！　気持ちいいー！」と心が躍った。森の中
で鳥のさえずりをききながら，澄みきった空気の中でワークショップを
行った。会議室では味わえない体験だった。夜には焚火を囲んで語り
合った。本音トークで結束が強くなった。自然の中で仲間との距離が縮
まった。自然を感じて解放されたからだろう。

　リーダーは自然を味わい身体で感じてみよう。

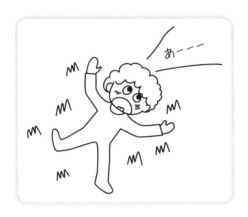

まとめ

「暮らしを楽しむ」には……

- ☑ 何のために働くのか語り合う
- ☑ しんどい時は，自分に自分で声をかけ，仲間で声をかけ合ってやり過ごす
- ☑ 学び直すことで，学び続けるスイッチを ON にする
- ☑ 学び合う仲間をつくる
- ☑ 学び直したことを仕事にいかす
- ☑ 学びで暮らしを楽しむ，暮らしの中から学ぶ
- ☑ 家族のあり方を点検する
- ☑ 家族で話し合い価値観を共有する。
- ☑ 自分がやりたいワクワクすることは何かを考え，工夫して自分の時間をつくって楽しむ
- ☑ 好きなことを見つけて，継続してみる
- ☑ アート・美を楽しみ，感性と創造性を養う
- ☑ 書くことでアウトプットする
- ☑ その場に合った装いをしておしゃれを楽しむ
- ☑ 神仏に学び，時には手を合わせてみる
- ☑ 自然を味わい身体で感じる

📖 引用文献

1) リンダー・グラットン，アンドリュー・スコット著，池村千秋訳：LIFE SHIFT（ライフシフト）．pp.310-312，東洋経済新報社，2016.
2) 河井寛次郎：火の誓い．pp.212-213，講談社，1996.
3) 西岡正子編著：生涯教育論．p.89，佛教大学通信教育部，1999.
4) 渡邊二郎：人生の哲学．放送大学教育振興会，1998.
5) 夏目漱石：草枕．p.5，新潮社，2002.
6) しぎはらひろ子：何を着るかで人生は変わる．p.17，三笠書房，2015.
7) レオ・ボルマンス編，猪口孝監訳，藤井誠二ほか訳：世界の学者が語る「幸福」．p.138，西村書店，2016.

第 2 章

自分を豊かにする

「自分と他者を大事にする」ことができたら，「自分を豊かにする」ことに意識を向けたい。本を読んだり，他者のすごいと思えるような生き方にふれたり，経験を仲間と共有したり，生と死について語り合うことで成長・成熟する。

1 本にふれる ▶ 98 ページ

情報編集力を育むために本は欠かせない。暮らしの中に本を組み込もう。学術書などに限らず，絵本を活用するのもおすすめだ。

2 本物に出会い，いかす ▶ 114 ページ

早い段階から本物に出会いたい。本物から受けた刺激をいかして，周りによい影響を与える。あなたが現任のリーダーなら，若手が本物に出会える機会をつくろう。

3 経験を振り返り，共有する ▶ 128 ページ

さまざまな経験をしても，それを振り返らなければ知識やノウハウとして定着しない。経験から学べるように，技術を見える化したり，経験を共有して深める場をリーダーはつくる。

4 人間・いのち・生きるについて語り合う ▶ 139 ページ

人間・いのち・生きることについて真剣に語り，きき，語り合おう。仲間意識が生まれ，死生観や人生観が育まれる。いのちのケアのマネジメントができる人材を育てることにつながる。

1　本にふれる

　リーダーとして，1 人の人間として，成長・成熟する上で本は欠かすことができない。これからのリーダーに求められるのは，情報編集力であると述べた（8 ページ）が，その情報編集力はどのように育めばよいのか？　藤原はレゴブロック型の思考を身につけるための有効な手段の 1 つに本があると述べている。

> 　作品は作家の「脳のかけら」である。その脳のかけらを，読者は本を読むことで自分の脳につなげることができるのだ[1]。

　本を読むことで，書いた人の「脳のかけら」を自分の脳につなげられる。いろんな本を読めば，たくさんの「脳のかけら」をもつことになる。ふだんは「脳のかけら」を自分の引き出しにしまっておく。必要に応じて，引き出しから取り出して使う。たくさんの「脳のかけら」をもっておきたい。そのためには，いろんなジャンルの本を読む。読んだ本が翻訳ならば，原書に進んでもいい。古典もおすすめだ。
　本を読みたいけど忙しいという人もいるだろう。私は，カバンの中，車の中，職場のデスクの上，寝室の枕元，リビングなどに常時本を置いている（リビングには造作家具の職人である夫が作った本棚がある。後述するブックカフェ・ワークショップの時には，そこから本を選んでもらうこともある）（**図 2-7**）。ほんのわずかな時間でも本を手に取れるようにしている。人と待ち合わせの時は，約束の 30 分前に到着して本を読むなんていうのもいい。

　未来に向かって新たな発想で進むことのできる人が求められる。リーダーは本を読んで「脳のかけら」をたくさんもつ。するとアイデアや解

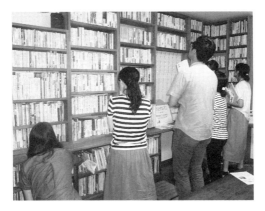

【図 2-7】自宅の本棚
この本棚から各自が本を選んでブックカフェ・ワーク
ショップを行うこともある。

決策が浮かんでくる。時間と空間を越えて新たな発想が生まれる。リー
ダーは本のある環境をつくってほしい。

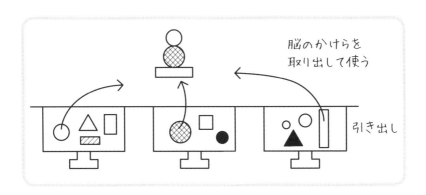

本にふれるには……
❶本のある暮らしを送る
❷絵本を活用する

❶本のある暮らしを送る

本を読むことで考え方やかかわり方が変わる

　小さい頃は，読書習慣がなかった。本といえば，教科書や参考書の類で，学校で使う特別なものだと思っていた。

　そんな私が看護師になり，臨床現場に出て2年目に，本に対する考え方が変わる出来事があった。腎不全で透析療法を受けている患者を受け持ち，退院してからの生活の仕方や自己管理について指導していた。患者は無関心で私の話をきかずテレビを見ていた。自己管理もせず，好きに飲んだり食べたりしていた。私が一所懸命に患者にかかわってもうまくいかなかった。その様子を見た看護師長が，マズローの『完全なる人間』の一節を紹介してくれた。

> 　この精神的本性は，われわれの知る限り，本質的に悪ではなく，むしろ中立的なもの，あるいは積極的に「善」であると考えられる。（中略）この精神的本性は，善であるか，それとも中立的なもので，悪ではないのであるから，これを押さえるよりも，むしろこれを引出し，励ますようにするのがよい。もしこの精神的本性によって生活が導かれるなら，われわれは健康になり，生産的になり，幸福になる[2]。

　「受け持ちの患者さんの自己管理がうまくいかないのは，患者さんがそうしないといけない出来事が起こっているのかもね」と看護師長はさりげなく言った。私はもう一度本を読み返した。患者は条件が整わないためにそうなっているとしたら，私に何ができるのかを考えた。患者を信じて一緒に考え，患者自身が気づいて変化できるようにじっくりかかわってみようと思った。私はこれまで食事を見ると，「塩分が多いですよ」と注意していた。それをやめて，「これからどんな生活をしていきたいですか？」ときいた。すると患者は「もう仕事もないし，どうしようか……」とポツリと言った。「むしゃくしゃするから食べたり飲んだりするしかない」と大きな声を出した。「仕事が気になって，むしゃく

しゃして食べていたのですね」と私が反応すると，「身体によくないことはわかっている。でも……」と患者は素直な思いを吐き出した。「一緒に考えていきましょう」と声をかけると，こちらを向いてうなずいた。それからはともに考えた。患者は自ら病気や治療について学び，自己管理の方法を身につけていった。本を読むことで，私の考え方が変わった。それに伴い患者へのかかわり方も変わった。

リーダーには自分の考え方や行動を変化させる本に出会ってほしい。

立ち止まった時やつまずいた時にこそ本を読む

私は立ち止まった時やつまずいた時，本に助けられてきた。離婚する前のことだ。夫婦の不和を娘や母に隠して変わりなく振る舞っていた時に，落合恵子の『「孤独の力」を抱きしめて』に出会った。次の一節があった。

> 「ひとり」だから，孤独なのではない，ひとりでも大勢に囲まれていても「孤独」なのだ[3]。

私は当時，元夫とわかりあえない孤独の中でもがき苦しんでいた。周りからは夫も娘も母もいる幸せな家族に見えていたかもしれない。しかし，私自身は家族の土台が崩れるかもしれないという不安の中にいた。娘や母に心配をかけたくない一心でそのことを話せなかった。家族が近くにいて一見日々賑やかだが，心の中では家族を遠くに感じていた。本の一節が自分の状況と重なった。「今はそれでいいんだ。そんな気持ちなんだ」と自分を肯定できた。その後，母と娘たちに話し，離婚することになった。孤独を深く考えるきっかけとなり，また，孤独から脱け出すのを手伝ってくれた大切な本だ。

立ち止まったりつまずいたりした時こそ本を読んでみる。本に助けられることがある。自分が助けられた本について仲間と語り合う——そんな機会をもつのもよい。

リーダーは人生に立ち止まった時やつまずいた時こそ本を読もう。

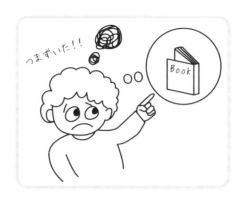

自分流の本の読み方を身につける

　人によって本の読み方はさまざまだ。私は本をごはんのように思っている。だから存分にいただく。飾っておくのではなく，しっかり使う。

　【オカン流　本の読み方】
　・大事な部分に線を引き，付せんを貼る
　・余白にエピソードや気になったことをメモする
　　→読み返した時に，読んだ当時の記憶がよみがえり，考え方の変化に気づくことがある
　・読んだ後は，ノートに書く。左に要点を書き，右側に自分が感じたことや考えたことなどを書く
　　→本に書いてあることと自分の考えが交差して，本を書いた人が自分の中に入ってくる感覚になることがある
　・大事なエッセンスはパワーポイントにまとめる
　・気になった箇所をコピーして持ち歩く

　本を読みながら，自分の思いや考えを入れて再構成する。そうやって，好きな本がボロボロになるほど何度も読んでいる。
　リーダーは自分流の本の読み方を身につけよう。

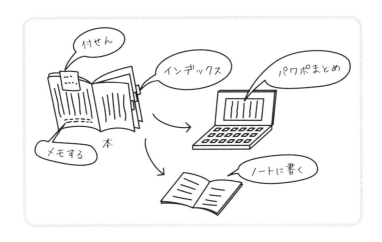

興味・関心のあるページから読み進める

　本を読むのが苦手という人もいるだろう。私の次女がそうだった。次女は実用書・参考書で学ぶのは得意だが，あまり本を読まない。卒論の際，「読み方がわからない。スピードも上がらない」と相談された。

　「興味・関心のあるページからでもいいよ」と私が話すと，1ページ目から真面目に読んでいた次女は，本に対する抵抗が減って楽になったようだ。本を読むのが苦手な人は，ぜひこれを試してみてほしい。小説はこの方法だとむずかしいが，大抵の本は大丈夫。目次を見て，興味のあるところから読んでいく。項目や章ごとに読んで休憩を入れる。その単位で理解していけばよい。気になる言葉や文章は，そのつどチェックしておく。

　リーダーは本が苦手なら，興味・関心のあるページから読んでみよう。

おすすめされた本を読んでみる

　ある時，エリザベス・キューブラー・ロスの『ライフ・レッスン』を知人にすすめられた。同じ著者の『死ぬ瞬間』は読んだことがあった。がん末期の患者が辿る心理プロセスで有名な本だ。

　『ライフ・レッスン』は人生の14のレッスン（ほんものの自己，愛，

人間関係，喪失，力，罪悪感，時間，恐れ，怒り，遊び，忍耐，明け渡し，許し，幸福[4]）について書かれていた。私は子育てと仕事の狭間で葛藤を抱え，仕事をやめたいと思っていた時期だったので，「忍耐」のレッスンが心に刺さった。「今は人生のレッスンをしているんだ」とその状況を捉えることができたし，やり過ごすこともできた。

人にすすめられた本を読むことで，思いがけない視点が得られることがある。書店の紹介コーナーで探したり，SNSで仲間に本を紹介してもらうのもいい。偶然その時の自分にマッチした本に出会うことがある。

リーダーは人におすすめされた本を読んでみよう。

悩みや関心に合わせて本をすすめる

年に一度の主任のキャリア面接をする際，人間関係の悩みの相談を受けることが多い。これまですすめた本で一番多いのは，『嫌われる勇気』[5]である。

主任と一緒に本を開き，自分と患者，自分とスタッフ，自分と医師との関係を語り合う。すると主任が「自分と他者が分けられない。どうしても他人に振り回されてしまう」と話す。そんな時，「自分の課題は何？」と本を一緒に見ながら私は問う。

主任は本を読んだ後，「相手を変えるのはむずかしいですね。私の課題は自分を変えることです」とメールを送ってきた。本を通して，自分なりに振り返り，気づきが生まれている。

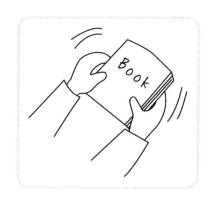

リーダーはその人の悩みや関心に合わせて本をすすめてみよう。

本を使って理論と実践の反復

本を読んだら，それを実践してみる。本を使って理論と実践を反復す

る。理論ばかりでは，人は感動せず納得もしない。実践だけでは，「そういう場合もある」ぐらいに思い，いざ自分がやる時に応用がきかない。

　例えば傾聴について学ぶ時，本で傾聴のやり方は理解できる。さらに，ロールプレイで演じてみて振り返る。振り返る時，傾聴の本に沿って自分の実践を振り返る。そうすることで本が字面にとどまらず，実践に役立つものへと変わる。

　リーダーは本を使って理論と実践を反復させよう。

ブックカフェ・ワークショップ——本を通して他者と対話する

　次世代リーダー向けの研修では，ブックカフェ・ワークショップを取り入れている。やり方はとても簡単。

　【ブックカフェ・ワークショップのやり方】
　・紹介したい本を1冊持ってきて，1人ひとりプレゼンする

　ある年の研修では，看護の本，子育ての本，お弁当づくりの本，絵本などが紹介された（図2-8）。その中で，『おつまみ横丁』を紹介してくれた人がいる。「えっ，おつまみの本？」と一瞬どよめいた。「私はお酒が好きなので，つまみの本を見てつくっています！」とお酒の好きな仲間にすすめていた。場が和んだ。

　本にまつわるその人なりのエピソードがあり，メンバー間の距離が近くなり，仲間意識も芽生える。自分で本を選び，他者に紹介することで，あらためて自分と本が出会える。本を媒介にして，自分の思いを表現することで，自分と他者の違いに気づく。

　なぜ次世代リーダー研修でブックカフェ・ワークショップをやるのかといえば，本の紹介をきっかけに，いろんな生き方や経験があり，誰1人として同じ人間はいないことに気づいてもらうためだ。リーダーは多様な人に対応することが求められる。その際，自分がもっている知識や経験というのは，ほんのわずかであると知る必要がある。そう自覚することで謙虚に学び続ける人となる。

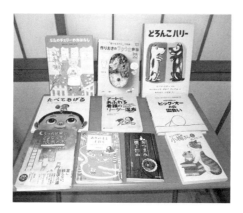

【図 2-8】ブックカフェ・ワークショップで参加者が持ち寄った本
バラエティに富んだ本の数々。本をきっかけに対話が始まる。

　そのほか，自分の読書の傾向を知ることもできる。他の人の趣味・嗜好や価値観がわかる。本をあまり読んでいない人には，図書館や書店に足を運ぶきっかけになる。いずれにしても自分と本との関係性を見つめることができる。

　リーダーは本を通して他者と対話しよう。

❷絵本を活用する

私と絵本との出会い

　私自身は絵本に囲まれて育ったわけではない。20 歳代前半でまだ子どもがいない時，先輩の看護師が『クシュラの奇跡』[6] という本を紹介してくれた。たくさんの絵本を読むことで，障害を抱えていたクシュラがどんどん成長していく姿と絵本のすごさに感動した。『クシュラの奇跡』に紹介されていた絵本を買って読み進めた。その後，『看護管理』誌の柳田邦男の連載に出会い，絵本が大人に及ぼす影響に関心をもった。

> 絵本という表現ジャンルは，実は子どもだけのためのものでなく，年齢や世代を超えて共有できるものなのだ。ユーモア，機智，悲しみ，別れ，思いやり，心のつながり，支え合い，愛，心の持ち方，生き方など，人間として生きるうえで大事なものを深く考えさせる[7]。

　連載で紹介された絵本を購入して読んだ。いろんなジャンルの絵本を読み進めるうちに，想像が膨らみ，自分の考えや思い，気持ちが引き出された。絵本が私の心の拠りどころになった。そして，高齢者や子どもへ絵本を読みきかせたり，絵本を用いたワークショップを行ったりと，絵本を大いに活用している。

　大人になると絵本を手に取る機会は少ないかもしれない。リーダーは意識的に絵本を読んでみてほしい。

絵本を通して，人とつながる——高齢の患者への読みきかせ

　療養病棟に入院中の高齢患者に2年間で100冊以上の絵本の読みきかせをした。高齢になって絵本を読む意義を柳田はこんな風に語っている。

> 年老いたり病気になったりしたとき，絵本を読んでもらうと，
> なつかしい歌に　心の安らぎを感じるのと同じように，
> なつかしい故郷に　帰ったような気持ちになり，
> 深い癒しを　味わうことが少なくない[8]。

　反響が大きかった絵本（**図 2-9**）は，『だってだってのおばあさん』『はっくしょんしてよかばくん』など，おもしろい絵本が多かった。『つながってる！』では，へその緒がつながっている様子の絵を飛び出るように開くと「オーッ」という歓声が上がった。繰り返しの言葉に笑い，手を叩いていた。『3びきのこぶた』『しらゆきひめ』などの昔話は，「楽しかった」「きき入った」の感想多数。『しらゆきひめ』は立体的な造本に見入っていた。戦争体験を扱った『まっ黒なおべんとう』を読み進めると，泣いている女性がいた。戦時中を思い出したのか，「その

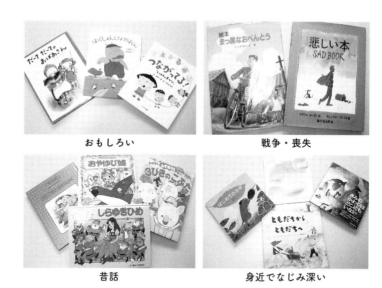

おもしろい　　　　　　　　　　　戦争・喪失

昔話　　　　　　　　　　　身近でなじみ深い

【図 2-9】高齢者からの反響が大きかった絵本

時，私は広島にいたの」と語り出した。絵本の登場人物に自分の若い時の体験を重ね合わせたのである。大人にとって絵本は過去の思い出を想起させる役割があるとしみじみと感じた。家族や友達，生活に関連する身近でなじみ深い内容を扱った『ラヴ・ユー・フォー・エバー』『はじめてのふゆ』『ともだちからともだちへ』『きみのかわりはどこにもいない』を読むと，真剣にきき入っていた。

　ある患者は「心が和む，子ども時代に戻れる，昔のことを思い出す」と涙を流し，ある下肢切除の患者は「絵本の"読みきかせ"の日は長く座っていられる」と意欲的に参加していた。感情をともにする，今このひと時を大切にしたいと感じた。

　ある日のこと，絵本の読みきかせが終わると，「よかったわ」と高齢の女性患者が微笑みながら私に声をかけてきた。後で病棟の看護師長より，『ラヴ・ユー・フォー・エバー』[9] の貸し出しを希望する患者がいるときいた。その患者は，絵本の読みきかせの後に声をかけてくれた彼女

であった。療養病棟に絵本を持って訪れると，彼女は笑顔で出迎えてくれた。車椅子に座り，白髪をきれいに整え，凛々しい顔立ちで，とても90歳を過ぎた女性には見えなかった。絵本を彼女に手渡すと，見舞いに来ていた息子が「母が絵本の読みきかせがよかったと喜んでいました。ありがとうございます」と私に頭を下げた。2人は絵本を一緒に眺めていた。数日後，看護師長から絵本が返却された。そこにはこんな文面の手紙が添えられていた。

おかげさまでゆっくりと愉しませて頂きました。
我が身に覚えのある思い出，何よりも宝物と存じます。
嬉しいひと時をいただきました。
絆に守られ，絆に抱かれ，幸せな老後に感謝させていただきます。
Love you forever　いい言葉。

私は手紙を読んで，90年以上凛と生きてきた女性の深い言葉に胸が熱くなった。絵本にふれ，自分の人生を振り返って書いた一言一言に，豊かな人間性を感じた。絵本は感性を豊かにする効果があると思った。1冊の絵本を通して，その人と深くつながることができた。
リーダーは絵本を通して，感性を豊かにし，人とつながってほしい。

子どもと一緒に絵本を楽しむ

職場で高齢者への読みきかせに絵本を活用したが，家庭内では子どもと一緒に絵本を楽しんだ。看護師をしながら忙しく3人の娘を育ててきたが，掃除や洗濯をさぼっても優先したのは，子どもへの絵本の読みきかせだ。寝る時は毎日絵本を2〜3冊読みきかせした。ふとんの中でくっつきながら子どもたちと笑ったり，何度も絵本の言葉を繰り返した。お風呂でも抱っこしながら，絵本の言葉を思い出し，何度も繰り返しながら一緒にはしゃいだ。絵本を通して子どもとの共通言語ができて楽しかった。そんな体験が子どもには「（親から）大事にされた」，親には「（子どもを）大事にした」といえる体験になるのではないか。

　子育て中の看護師から絵本の読みきかせについて，「忙しくて何冊も読めない」「絵本を読む時間がないけど，読んだほうがいいですよね」など相談を受けることがある。そんな時，「文字が少なく，薄い絵本を何度も読んだら」と答える。大きなリアクションで絵本を読み，子どもと一緒に楽しむ。負担が少なく短い時間で楽しめる絵本を選ぶ。

　子育て中のリーダーは，ぜひ子どもと一緒に絵本を楽しんでほしい。

場を和ませ，深く考える──絵本を用いたワークショップ

　ここまで高齢者や子どもへの絵本の読みきかせの例を紹介してきたが，絵本はワークショップにも活用できる。絵本でワークショップを展開している岡田は，「絵本はこころの架け橋」と唱えている。

> 　絵本の世界を共有した人たちが，感じたことを考えたことを出し合うことで違う価値観や世界観に触れることができます。その価値観や世界観をお互いが認め合うことで，みんなの視野が広がっていくのだと思います[10]。

　生と死，人生，勇気，幸せ，愛など抽象度の高いテーマを深く考える時は，絵本をきっかけにすると効果的だ。絵本を使ったワークショップは場が和み，楽しい雰囲気の中で，自分では日頃考えも及ばないことが，ポロリポロリと引き出される。絵本は対話の場を生むアイテムである。ワークショップの際に話し合いたいテーマに引き寄せて選ぶとよい。

絵本を使ったワークショップの例①　自分と他者の違いを話し合う

　新人看護師向けに，『みどりのくまとあかいくま』の絵本でワークショップをした。みどりのくまは緑が好きで，家じゅう緑のものを揃えて暮らしていた。あかいくまは赤が好きで，家じゅう赤いものを揃えて暮らしていた。2匹は，それぞれの色がいちばん素敵だと思っていた。ところがある日……と話は続く。

> 　みどりのくまは　だんだん，「あかい　いろって　きれいだな…」と
> おもえてきました。
> 　みどりのくまは　おもいきって　いまの　きもちを　はなしてみまし
> た。すると，あかいくまも「わたしも　おなじことを　おもっていた」
> と　いいました[11]。

　その2匹が出会い結婚したら，赤と緑をいかした暮らしになった。そし
て，2匹のもとに白い天使がやってきた。

　絵本を読んだ後に，「自分と他者の違い」と「自分と他者を理解する
には？」を付せん2枚に書いてもらい，3～4名で共有した。

　「相手が好きな物を好きになれることもある。でも，好きになれなく
てもよい」「自分が好きな物を相手が好きだとは限らない」「まず相手を
見てみる。きいてみる」こんな付せんがたくさん出され，盛り上がった。

　新人看護師が自分と他者の違いや自分と他者を理解することを真剣に
考える機会になった。

絵本を使ったワークショップの例②　保育を考える

　保育士の育成研修では，『おこだでませんように』という絵本を使っ
て，「保育とは」を一緒に考えた。

　この本は男の子が主人公で，「ぼくは　いつも　おこられる」の一文
から始まる。家では妹を泣かせては怒られる。学校では女の子を驚かせ
ては怒られる。男の子はお母さんや先生にいつも怒られてばかり。

> 　きのうも　おこられたし……，
> 　きょうも　おこられてる……。
> 　きっと　あしたも　おこられるやろ……。
> 　ほんまは　ぼく，「ええこやねえ」って　いわれたいんや
> 　けれど，おかあちゃんも　せんせいも
> 　ぼくを　みるときは，いつも　おこった　かおや。
> （おこられてばかりいる男の子は，七夕の短冊に願いごとを書いた）

「おこだでませんように」
（それをみた先生は，泣きながらほめてくれた。お母さんも謝った）
「ふたりとも　おかあちゃんの　たからものやで」
そういうと，かあちゃんは　ぼくといもうとを
いつまでも　だっこしていてくれた[12]。

　絵本を読んだ後，「保育とは」を考えた。「子どもの安全を守る」「子どもの成長を支援する」「一緒に育ち合う」そんな意見が出た。

　子どもの欠けているところを見ると，ついそこを直そうとしてしまう。でもそれはその子の個性をつぶすことになる。もっている可能性にふたをせずに育てたいと話す人もいた。絵本がきっかけとなって，自分たちの日常（日頃の子どもとのかかわりや保育すること）に引き寄せて深く考えている。

　リーダーは場を和ませて深く考えたい時は絵本を活用してみよう。

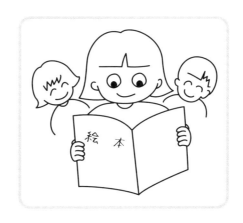

まとめ

「本にふれる」には……

- ☑ 自分の考え方や行動を変化させる本に出会う
- ☑ 人生で立ち止まった時やつまずいた時にこそ本を読む
- ☑ 自分流の本の読み方を身につける
- ☑ 本が苦手なら，興味・関心のあるページから読んでみる
- ☑ 人におすすめされた本を読んでみる
- ☑ その人の悩みや関心に合わせて本をすすめてみる
- ☑ 本を使って理論と実践を反復させる
- ☑ 本を通して他者と対話する
- ☑ 意識的に絵本を読んでみる
- ☑ 絵本を通して，感性を豊かにし，人とつながる
- ☑ 子どもと一緒に絵本を楽しむ
- ☑ 場を和ませて深く考えたい時は絵本を活用してみる

引用・参考文献

1) 藤原和博：本を読む人だけが手にするもの．p.78．日本実業出版社，2015．
2) アブラハム H. マズロー著，上田吉一訳：完全なる人間 魂のめざすもの．p.18，誠信書房，1979．
3) 落合恵子：「孤独の力」を抱きしめて．p.105．小学館，2011．
4) エリザベス・キューブラー・ロス著，上野圭一訳：ライフ・レッスン．角川書店，2005．
5) 岸見一郎，古賀史健：嫌われる勇気 自己啓発の源流「アドラー」の教え．ダイヤモンド社，2013．
6) ドロシー・バトラー著，百々佑利子訳：クシュラの奇跡．のら書店，1984．
7) 柳田邦男：大人が絵本に涙する時．p.14，平凡社，2006．
8) 柳田邦男著，石井麻木写真：みんな，絵本から．p.44，講談社，2009．
9) ロバート・マンチ著，乃木りか訳：ラヴ・ユー・フォー・エバー．岩崎書店，1997．
10) 岡田達信：絵本はこころの架け橋．p.62，瑞雲舎，2016．
11) いりやまさとし：みどりのくまとあかいくま．ジャイブ，2005．
12) くすのきしげのり作，石井聖岳絵：おこだてませんように．小学館，2008．

2 本物に出会い，いかす

　自分を豊かにするためには，本物に出会ってほしい。そして得たもの
をいかす。私が思う本物とは，「その道を極めた人」「人によい影響を与
える人」「真善美に生きている人」（私は真善美を「真実を追求する，正し
い行いをする，美を愛し感性を磨く，自分と周りのいのちを大切にして生き
る」と考える）。

　本物に出会うことは，すなわち，その人の生き方や考え方にふれるこ
とであり，当然自分に大きく影響を与える。誰と出会い，誰から学ぶの
か——人との出会いが自分を変える。

　リーダーは本物から受けた影響をいかしてほしい。そして，自分も本
物になり，周りによい影響を与えていきたい。

　本物に出会うには……
　❶仕事上の尊敬できる人と出会う
　❷本物に出会える機会を若手に与える
　❸外部研修の機会をいかす
　❹成熟した大人に出会う

❶仕事上の尊敬できる人と出会う

「今の自分を育ててくれた人は誰ですか？」

　スタッフとの面談時，「今の自分を育ててくれた人は誰ですか？」と
必ず尋ねることにしている。自分の価値観や信念がどのように形成され
たかを本人が振り返るきっかけとなるからだ。

　ある中堅看護師に尋ねてみたところ，新人時代に指導してくれたベテ
ラン看護師の名前が挙がった。病棟で目立つタイプのベテラン看護師で

はなかったので，どんなところが尊敬できるのかと中堅看護師にきいた。清拭（患者の身体を拭く）時，患者が自分で拭きやすいようにベテラン看護師がバスタオルを身体から浮かせて，身体が見えないように配慮していた。そして清拭中はなるべく患者と目線を合わせないようにし，プライバシーに配慮していた。ベテラン看護師のそういったなにげない配慮と丁寧な対応を中堅看護師は絶賛していた。今では，ベテラン看護師のように患者に配慮してかかわり，新人への指導にいかしている。

　リーダーは自分が仕事をする上でどう育てられたかを振り返ってみてほしい。

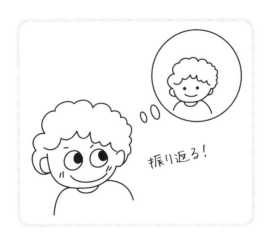

「太い幹の木」のようになりたくて

　私にとっての仕事上で出会った尊敬できる人は，看護師2年目の時に配属された教育訓練センターの看護師長だ。物腰がやわらかく，口調もやさしい人だった。これまで専門書で学んでいた私に，哲学・文学・心理学などの本を持ってきては，そっと手渡してくれた。活字だらけの本を読むのはむずかしくて億劫だと感じる私に，一緒に大事な箇所を読んで解説してくれた。「本は，自分で買って，何度も開いて学ぶものですよ」と教えてくれた。それから本を買い，繰り返し読む習慣ができた。「太い幹で，根がしっかりはっている人に育てられないと，人は育たな

いですよ」「知識ではなく智慧を育ててね」と心に響くフレーズを話す
人だった。患者のケアを行うと，そのケアに役立つ本を紹介してくれ
た。①文献で学ぶ，②実践する，③また文献で確認する，ということを
一緒に繰り返してくれた。

　今振り返ると，看護師長自身が「太い幹の木」だった。いくら知識を
もっていても実践で役立てられない人は，幹が細いひょろひょろの木の
ようなもの。理論と実践をミックスして活用できる人は，木の高さは高
くないが幹は太くなる。まさに看護師長が私に指導してくれた方法であ
る。彼女はインプットよりアウトプットすることを重視し，患者をケア
したら，その時のかかわりをまとめて発表した。実践してきた患者指導
のノウハウをマニュアル化した。のちに『透析ハンドブック』として出
版するが，これもその看護師長がいたから形になったのだ。

　リーダーは太い幹の木の人と出会い，自分も太い幹の木になろう。

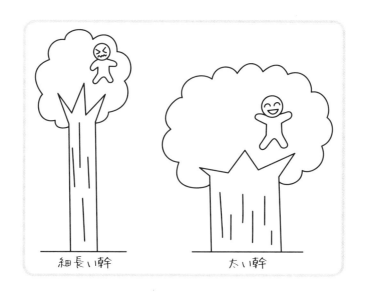

細長い幹　　　太い幹

❷本物に出会える機会を若手に与える

　リーダーは自分がもっているものを与えて指導しがちである。いくら

その人を育てているつもりでも，それではリーダーのコピーにしかならない。自分を超える人を育成しようと思うならば，若手が本物に出会う機会をつくることだ。「すべてを吸収できなくてもかまわない。最初はすごいと思うだけでもいいよ」そんな風に言いながら，若手が本物に出会う機会を与えてほしい。

早い段階からすごいと思う人や本に出会う──岡村昭彦ゼミ

22歳で新生会第一病院に既卒で入職後，看護師長に連れられて休日に岡村昭彦ゼミ（以下，岡村ゼミ）に参加した。周りはベテラン看護師ばかりで，若手の看護師は私たち（3人）以外いなかった。見たことも読んだこともないむずかしい本がずらりと並べられていて，私たちは場違いなところに来てしまったとドキドキした。

岡村ゼミは，ベトナム戦争を撮影したジャーナリストの岡村昭彦氏を講師としたゼミだった。いのちの大切さを看護師たちに学んでほしいという思いをもつ看護師が立ち上げた熱き団体だった。彼は，「ベトナム戦争の爪痕で苦しんだアメリカでは，人権やいのちは自分で守るといって生命倫理をきちんと市民レベルで学んでいる。君たちは患者のもっともそばにいて，いのちの最前線に立っているというのに，何も知らないでいいのか！」と目を見開いて熱く語り，宇宙・生物・生命・倫理・人権・戦争・歴史など多くの分野の本を紹介してくれた。看護はさまざまな学問をもとに応用しているので，哲学・心理学・社会学などの本を読むこと，文献もできるだけ原著を読むようすすめられた。

私はまだ若かったので，正直なところ何が何やらわからなかったが，「すごい！」と感じたことは覚えている。振り返ってみると，当時の看護師長は私たち若手に本物に出会う機会を与えてくれたのだろう。本物に出会い，本質を見極めることの大切さを教わった。人だけでなく本に出会うことも学んだ。岡村氏が亡くなった後，仲間で2万点に及ぶ蔵書・資料をまとめた『シャッター以前　岡村昭彦蔵書・著作目録』（岡村昭彦蔵書目録をつくる会，1988年）を作成した（図2-10）。岡村氏の圧倒的な読書量を前に，自分のもっている知識はなんとちっぽけなことか

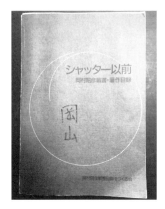

【図 2-10】岡村昭彦氏の蔵書・著作目録
岡村氏の 2 万点に及ぶ蔵書・資料をまとめた目
録。辞書のように分厚い 1 冊（901 頁）。

と思った。それと同時に，いろんな分野を学ばねばならないとこれから
の方向性が見えた。

　リーダーはできるだけ早い段階からすごいと思う人や本に出会ってほ
しい。

書くことで自分と向き合う──小野塾

　20 歳代の頃，小野塾でリーダー研修を受けた。小野塾とは，看護教
育の第一人者である小野殖子氏を招いて，若手リーダーを育成する研修
だ。岡村ゼミを主催した看護師長の自宅で，紅茶をいただきながらリ
ラックスした雰囲気の中で研修は行われた。

　小野塾でとったノートを現在も大切に持っている。ノートの 1 ページ
を半分に分け，左に講義の記録，右に自分の考えや感じたこと，調べた
ことを書いた（図 2-11）。講義で学んだことと，自分の考えを重ね合わ
せて，深める機会になった。

　小野氏が，「書物や人物と向き合った時は，鏡の役割をして自分が反
対に映る。自分自身で書いたものと向き合った時は，自分と正面から出
会える」と話したことがある。その時のノートに，私はこんな風に書い

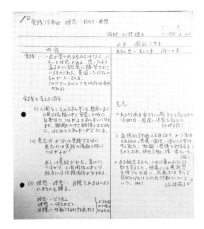

【図 2-11】小野塾の講義ノート
1 ページを半分に分け，左に講義の記録，
右に自分の考えや調べたことを記入した。

ている。「ある本を読んで感銘を受けると，その理由を掘り下げて考え
る。それは，自分の内面に深く入っていくことになる。感銘を受けた理
由を文章にまとめ，声に出して読んでみると，自分と正面から出会え
た。出会えるというより出会わざるをえない状況になる」。

本や人との出会いは，自分を見つめるきっかけになる。

リーダーは，書くことで自分と向き合ってみてほしい。

❸外部研修の機会をいかす

リーダーは若手を連れ出して，早いうちに本物に出会う機会をつくっ
てほしいと前項で述べた。その際，専門領域の研修でもよいのだが，で
きれば，いろんな分野のプロフェッショナルの話をきく機会をつくれる
とさらに視野が広がるだろう。本物と出会った後は，若手の感じたこと
や考えたことを上手に引き出しながら育成する。講師が著書を出してい
る場合，研修前後に読むことで学びが深まる。

問いの矢印を向けて育てる――中尾正三先生

　主任になりたての頃，看護教員養成課程に半年間通った。その中で一番影響を受けたのが，教育原理の中尾正三先生だ。「ヒトから人間になる」ことを徹底的に教えられた。「この本は読みましたか？　じゃあ，この本は？」と問うては，受講者に挙手させた。「それでよく看護ができるね。よく人が育てられますね。あなたたちの対象は人間なんですよ。あなたたちは，人間についてほんのわずかしか知らない。人間というものを知らずによく教育できますね。謙虚さが必要だ」と言われた。さらに中尾先生は「ヒトから人間になるために私たちは生きている。人間は人間によってだけ教育される。教える自分は，人間になっているのか？」と問うた。最初は説教だと思ってうんざりしていたが，途中からこれは説教ではないと気づいた。中尾先生の問いは私たちに矢印が向いている。知識を与えるばかりが教育ではない。中尾先生は，問いによって私たちの中にあるものを引き出すことで育ててくれた。

　その後も，中尾先生の「人を育てる自分が育っているのか？」という大きな問いはいつも頭の片隅にあった。育てる人になるには，まずは育っていない自分に気づくこと。謙虚に誰からでも何からでも学ぶようになった。「人間になるために何をしているか？」という問いに，私は本を読むが，それは人間になるため，生きるためだと気づいた。私はヒトから人間になる途中で，まだ爪先しかできていないと自覚した。

　リーダーは謙虚に自分の足りなさを見つめ，常に自分に矢印を向けた問いを発してほしい。

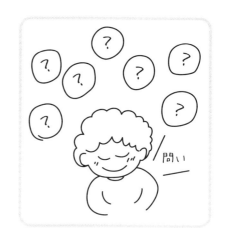

個人が育まれ，現場にいかせる——愛知県看護管理研究会

　12年間会長を務めた愛知県看護管理研究会では，講演会を行う際，「リーダーには本物に出会ってほしい」という思いから，看護に限定せず，いろんな分野の"本物"を招いた（表2-2）。

①柳田邦男氏「ケアする人とケアされる人　大人にとっての絵本」

　大人にとって絵本はどんな効果があるのか——『看護管理』誌の柳田氏の連載に感銘を受けてお願いした。看護管理者は日々業務に忙殺されて，自分のケアを忘れがちである。講演の中で，柳田氏が数冊の絵本を

【表2-2】愛知県看護管理研究会で講演を依頼した講師とそのテーマ

2015年
- 本田美和子　　認知症ケアの新技法「ユマニチュード」入門
- 諸橋泰夫　　　看護師の採用と定着—組織全体で取り組んだ実践から
- 長江弘子　　　看護実践にいかすエンド・オブ・ライフケア
- 大久保清子　　ワーク・ライフ・バランス

2016年
- 平田オリザ　　わかりあえないことから—コミュニケーション力を引き出す
- 信田さよ子　　家族にふりまわされないために—カウンセリングの経験から
- 上山香代子　　PNS自己完結型の看護から協働への移行の必要性について
- 白井ひろ子　　ナース・管理者のための"感情コントロール"
　　　　　　　　　—マインドフルネスの実践方法を学ぼう

2017年
- 石垣靖子　　　いのち，生きる，尊厳あるケア
- 栁澤美津代　　PFM導入の実践から—生活者である患者を支える入退院支援
- 奥富美子　　　みる・きく・はなす・ほめる技術
- 小藤幹恵　　　「人として大切に思うこと」を根源に置いた
　　　　　　　　「抑制しない看護」にチャレンジして

2018年
- 福井トシ子　　医療制度改革の情報を知って—看護の力を発揮しよう
- 中井美賀子　　あなたの身体と心を大切にする方法—心美メイク・化粧行動療法
- 会田薫子　　　人生の最終段階における医療・ケアの在り方—看護師の意思決定支援
- 石山恒貴　　　人生100年時代の働き方"パラレルキャリア"
　　　　　　　　新たなキャリアデザイン

読んでくれた。しんみりする時間が流れ，涙する人もいた。参加者 1 人
ひとりの心に響いた講演だった。

②坂本すが氏「わたしがもういちど看護師長をするなら」

　日本の看護界を背負う講師（当時坂本氏は日本看護協会会長）が，看護
師長時代は自分たちと同じ苦しみやつらさを味わったと知り，身近に感
じたと共感と感動の声が多く寄せられた。参加者は自分に引き寄せてい
ろいろと考えたようだ。私は講演後に同タイトルの本を読み返した。

> 　患者のニーズ，価値，欲求があってはじめて，看護師は行動する職種
> なのです。（中略）私たちの使命は一人でも多くの患者と国民を救うこと
> です[1]。

　看護の本質をもって看護師を育成しようと襟を正す思いだった。

③会田薫子氏「人生の最終段階における医療・ケアの在り方　看護師の意思決定支援」

　最前線の研究者であり，臨床倫理の事例検討をしている会田氏に講演
してもらい，現場の事例報告についてもアドバイスをもらった。実践と
理論が結びついて，即実践にいかせる機会になった。会員以外の若手の
看護師もたくさん参加し，関心の高いテーマだった。

　リーダーは，若手がさまざまな分野の本物に出会えるような機会を設
けよう。

❹成熟した大人に出会う

　本物の人は身近にもたくさんいる。私は成熟した大人たちに出会い，
自分が変わった。成熟した大人を「困難なことがあっても日々の暮らし
を普通に送る人，自分で自分をケアできる人，自分の心の穴を自分で埋
められる人，利他の心で他者を助ける人」と私は捉えている。

困難・理不尽さをやり過ごす母

　私の母は 81 歳になる。孫たちには，「おばあさん」ではなく「タータン」と呼ばせている。美，健康，暮らし，人を大事にして凛として生きてきた女性だ。

　母は小学校の時にいじめにあい，それ以来学校に行っていない。当時を振り返り，「読み書きができないから，学校へは行ったほうがいい」と孫には言っている。20 歳で父と結婚，子ども 3 人と姑・小姑も含め総勢 11 人の大家族で苦労した。父は建設業を営んでおり，家の切り盛りは母がしていた。父が帰ってくる時は，きまってお客や従業員を連れてくるので，料理の支度や接待でてんやわんや。私が中学生の時に，父の会社が倒産し，家庭は崩壊した。36 歳だった母は父と兄とともに，神奈川県の親戚を頼って夜逃げした。私と妹は叔父の家に預けられた。「身を引き裂かれる思いだった」とその時を涙ながらに母は語ってくれた。その後，母は嫌がらずにどんな仕事でもこなし，仲間をつくり，まじめに働いて生きてきた。父は女・ギャンブル・借金と放蕩の限りを尽くしたが，納得のいく人生が送れず葛藤していた。母が 54 歳の時に父と別居し，私のそばで暮らし始めた。今思えば，母はこの時 1 人で生きることが不安だったのだと思う。それでも母は仕事を見つけ，仲間をつくり，孫の世話をし，自分らしさを忘れずに生きてきた。

　そんな母の口癖は「生きてさえいればいい」という言葉だ。今，生きられる場所で生きる。平凡だが日々普通に暮らす。その言葉でなんとかやり過ごしてきたのだ。母の生き方から学んだことは，「今自分にできることをして，やり過ごす」。境遇は変えられないが，どう生きるかは自分で決めることができる。

　リーダーは困難や理不尽さに直面することも多い。そんな時は，今自分にできることをして，やり過ごそう。

ミッションをもってぶれずに生きる西原由記子氏

　私が尊敬する人は，1978 年に自殺防止センターを創設した西原由記子氏である。西原氏は生と死のはざまにいるコーラー（caller 相談者）

に向き合って 30 年以上活動してきた人。小柄ながらパワーにあふれていた。印象に残っているのは，「答えはコーラー（相談者）がもっている」「尋ねてみないとわからない」という言葉だ。あくまでも相手が主体であることを一貫して主張していた。

　ワークショップで傾聴のロールプレイをした時のことだ。一緒のグループにいた西原氏のコメントに心を奪われた。「自分の気持ちに正直に反応する」「思ったんだったら言えばいいじゃない」「違っていたらあやまればいいのよ」「本気でぶつからないと届かないわよ」と次々と飛び出す言葉に，私のこれまでの患者とのかかわりは一体何だったのかと看護師としてのプライドが崩れた。誠実に対応する，率直に話す，応答していくことを徹底して学んだ。

　私が 2011 年にあいち自殺防止センターを自ら立ち上げた後は，西原氏と活動をともにする機会が増えた。東日本大震災の時は，岩手に「こころのケア活動」をするために一緒に行った。現地の人となかなか折り合いがつかない時も，文句や愚痴を言われても，西原氏はめげなかった。口癖は「コーラー（相談者）のためになるの？」。ぶれない軸をもっていた。

　西原氏は最期の日まで自殺防止活動に奮闘していた。自殺防止センターの運営会議に参加後，自宅で倒れて亡くなった。社会のために奉仕した 80 年の人生だった。

　私は西原氏の生き方から「リーダーはミッションをもち，ぶれずに貫きとおす」ことを学んだ。西原氏からいのちのバトンを渡された者として，「人と人をつなぐ心といのちのケア」をして日本を元気にしていくことを心に誓った。

　リーダーは自分のミッションをもって，ぶれずに貫きとおしてほしい。

利他の心で他者を応援する叔父

　先に記したとおり，私が中学生の時に一家離散して，妹と 2 人で叔父の家に預けられた。叔父の家族に守られ，私は穏やかにほがらかに暮らすことができた。

叔父はいつも心配して声をかけてくれた。部屋を用意し，学用品を揃え，勉強する環境を整えてくれた。そのおかげで高校に通え，看護師になることができた。結婚し，子どもを授かり，今こうして生きている。

今も家族で叔父の家に行く。叔父は，自分の妻や子どもたちだけでなく，私や娘たち，金魚や猫にも「めんこい（かわいい），めんこい（かわいい）」と声をかけ，なでる。あたたかな掌を感じ，やさしい言葉をかけられると，安心する。自分は大事にされていると感じる。

徳永進と鷲田清一の対談の本に，こんな一節がある。

　　人から大事にされていると，自分を粗末にしてはいかんという気持ちになります。こんなに大事にされているのに，そう簡単に，自分を傷つけたり，粗末に扱ったりしてはいけない。つまり，自尊心って自分を大事に思う心だけど，これは人から大事にしてもらうことで生まれるものなんですね。（中略）ほんとうに自分を大事にするという心は，誰かからほんとうに大事にされることで初めて，獲得されるものなんじゃないか[2]。

叔父に大事にされた経験があるから，私も他者を大事にしようと思える。叔父には，好かれたいとか，見返りを求める，という思いはない。素直にただ自分がしたいことを他者にしている。叔父の生き方から，「利他の心で他者を応援する」ことを学んだ。応援する人は豊かになる。

リーダーは利他の心で他者を応援しよう。

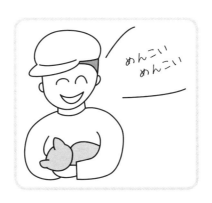

素直に助けを求め，プラスのエネルギーを与えた患者 T さん

　腎不全看護に携わって数年が経った頃，T さんと出会った。病いがあるのに太陽のような人で，ケアしたくなる，でも反対にケアされる，そんな人だった。T さんは 50 歳代の男性。透析を始めて 10 年以上が経過していた。骨や関節の合併症が悪化し，車椅子生活で，入院も長期化していた。

　T さんの手首の関節は変形し，痛みがあった。足は股関節から外側に曲がり，自力で起き上がれない。自分で車椅子を操作して院内を動くことはできるが，1 人で車椅子への移乗はできない状態だった。

　T さんは苦痛や不快を感じると，看護師に素直に助けを求めた。T さんと看護師たちは，会話をしながら，心地よく過ごす方法を一緒に考え工夫していた。「T さんはあまり痛みを訴えないけれど，夜勤の時に起こして背中をさすった。自然と支えたくなるんだよね」と看護師たちが話していた。

　T さんの部屋には他の患者がよく来ていた。他の患者に T さんは「大変だなー。今回の入院はどうした？」「そうか，痛いわなー，しんどいなー」「もうすぐ退院か。よかったなー」と声をかけていた。T さん自身もしんどい状況で，退院できないにもかかわらず，他の患者に心を添わせていた。T さんにはユーモア，細やかな配慮があり，その周りにはいつもあたたかな空気が流れていた。幸福感に満ちた表情で，周囲にプラスのエネルギーを与えていた。

　私は T さんの生き方から「変えられない自分の運命を引き受け，素直に助けを求める」ことを学んだ。何かができる，できないということで生きている価値が決まるわけではない。T さんのように，そこに存在しているだけで，和やかな雰囲気をつくり，他者を励ますこともできる。人によい影響を与えることができるのだ。

　リーダーはしんどい時や自分ができない時は，素直に助けを求めよう。

まとめ

「本物に出会い，いかす」には……

☑ 自分が仕事をする上でどう育てられたかを振り返ってみる

☑ 太い幹の木の人と出会い，自分も太い幹の木になる

☑ できるだけ早い段階からすごいと思う人や本に出会う

☑ 書くことで自分と向き合う

☑ 謙虚に自分の足りなさを見つめる

☑ 常に自分に矢印を向けた問いを発する

☑ 若手がさまざまな分野の本物に出会えるような機会を設ける

☑ 困難や理不尽さに直面した時は，やり過ごす

☑ 自分のミッションをもって，ぶれずに貫きとおす

☑ 利他の心で他者を応援する

☑ しんどい時や自分ができない時は，素直に助けを求める

📖 引用文献

1）坂本すが：わたしがもういちど看護師長をするなら．p.39，医学書院，2011．

2）鷲田清一，徳永進：ケアの宛先─臨床医，臨床哲学を学びに行く．pp.27-28，雲母書房，2014．

3　経験を振り返り，共有する

　リーダーは現場でさまざまな経験をしている。しかし，経験から得られた知識やノウハウは振り返らないと定着しない。だからリーダーは，経験したことを振り返り，知識と経験を結びつける必要がある。

　成人教育学者のメジローはこう述べている。

> 　おとなの発達は，十分に自由で理性的な討論に参加して，活動への手引きとして，自分の経験をより広く，きちんと識別して，徹底的かつ総合的に理解するおとなの能力を一歩一歩実現させることを意味する[1]。

　30 年以上看護師の育成にかかわってきて，10 年以上のキャリアのある看護師では，成長に大きな差がでることが気になっている。

　経験からの学習について，エリクソンらは次のように述べている。

> 　10 年の経験を経れば，自動的に専門的な知識や技能が身につくということではなく，この 10 年の間にいかに「よく考えられた練習」を積んで来たかが重要となる。(中略)「よく考えられた練習」の条件として，①課題が適度に難しく，明確であること，②実行した結果についてフィードバックがあること，③何度も繰り返すことができ，誤りを修正する機会があることを挙げている[2]。

　これは，経験の長さよりも「経験の質」が熟達にとって重要な要素であることを示している。経験を 1 人で振り返るのは簡単なことではない。経験を語る場があってこそ，他者と共有でき，フィードバックをもらいながらより深い意味づけができる。だからこそ，リーダーには異なる経験をもつ人たちが，自由に討論し，互いに学び合うことで成長・成

熟していける場をつくってほしい。それが，個人だけでなく，チーム全体，ひいては組織の発展につながっていく。

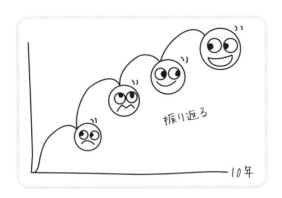

経験を振り返り，共有するには……
❶技術や経験を見える化する
❷経験を積み重ね，共有し，深める
❸一皮むけた体験を振り返る
❹キャリア支援は成長から成熟へ

❶技術や経験を見える化する

ベテランのスゴ技を伝授する語りの場──穿刺の座談会

透析看護の現場には，穿刺が上手なベテラン看護師がいる。スゴ技を学ぼうと思ったら，見て模倣することもできる。だが，その技術を身につけるには時間がかかる。そこで，ベテラン看護師にスゴ技について語ってもらう座談会を開いた。穿刺のむずかしい事例にどのように対応したか，そのコツを具体的に話してもらった。スタッフは羨望のまなざしでベテラン看護師を見つめ，積極的に質問が飛び交った。座談会後，そのスゴ技看護師を中心に穿刺指導者を養成し，あわせて指導要綱も作成した。

　　個人レベルの技能を技術化することにより，その技の普及が可能になる。言語化などあり得ないと思い込んでいた個人レベルの技でも，注意深くそのありようを観察し分析すれば，そこになんらかの客観的法則性のあることが発見できる場合も少なくない。

　　経験を語るとは，まさにこの，個人レベルの技能の技術化のステップともいえよう。自分の経験を語るプロセスは，自分の感覚や知覚を投入して得たことを言語によって追体験することであり，経験していたときには気づかなかった要素を発見できることはしばしばある[3]。

リーダーはベテランのスゴ技を伝授する語りの場をつくろう。

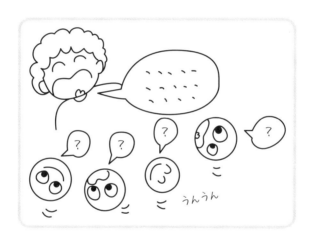

マニュアルや手順書を作り，定期的に見なおす

　経験したことをアウトプットして，さらに学びなおす。ここでのアウトプットとは，経験を口頭で語るだけでなく，文字にすること。つまり，マニュアルや手順書を作る。暗黙知（経験知）を形式知に変えるのだ。看護の現場は，日々複雑な経験の連続である。患者さんとのかかわりを振り返って語り合いながら，経験知を文字にしていく。

　注意したいのは，マニュアルや手順書を作ったらそれで終わりではな

いということ。年月が経つと形骸化しがちだ。状況や環境によって必要
な知識は変化する。常に新しい知識を入れていく。新しく学んだ知識を
さらに経験と結びつけて振り返り，何度も出し入れする。そうすること
でコツやノウハウが蓄積できる。

リーダーはマニュアルや手順書を作り，定期的に見なおそう。

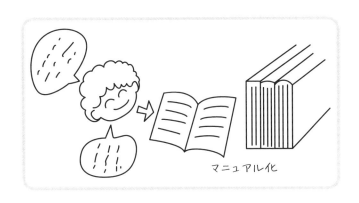

マニュアル化

目にとまる見える化──看護部通信

2003年に看護部長になった時，「看護部通信」を年に2～3回発行す
ることにした。A4判の紙2枚に委員会やプロジェクトなどチームの取
り組みを紹介したり，「いきいきナース」というコーナーを設け，看護
師個人にもスポットライトを当てている。また，ストレスケアを定期的
に特集し，看護師のメンタルヘルス対策に活用している。なお，看護部
通信は，配布および掲示，2009年からはホームページ[4]に掲載するな
どして目にとめてもらえるよう工夫している。

> 「見える化」の基本は，相手の意思にかかわらず，さまざまな事実や問
> 題が「目に飛び込んでいる」状態をつくり出すことである[5]。

部署やプロジェクトの取り組みや1人ひとりの活躍や強みをまとめる

――これらは経験の見える化だ。

| 「よい見える化」は「人」を育み，「団結」を育み，「風土」を育む[6]。

リーダーは，経験を見える化してスタッフの目にとまるようにしよう。

❷経験を積み重ね，共有し，深める

経験を語る機会をいかす――講演会のピンチヒッター

28 歳の時，体調を崩した上司に代わって急遽講演することになった。テーマは「透析患者の指導方法」で，実践の現場で得たノウハウを話した。「現場で取り入れてみて，役に立った」という反響があり，次の講演を依頼された。それから 20 年以上，口コミで講演によばれている。

講演する時は，文献を読み，経験を振り返り，ブラッシュアップして臨んでいる。そうすることで，経験知が深まり，また自分のノウハウについて再現性をもって話すことができる。

リーダーは経験を語る場を与えられたら，臆せずにその機会をいかそう。

経験を共有し深める

多職種で行っている事例検討会でのこと。足に障害があり，足の観察とケアが必要なのだが，なかなか足を見せてくれず，このままでは足を切断することになるかもしれない患者の事例を検討した。

あるベテラン看護師が「私の時は足を見せてくれるよ」と話した。若手の看護師が「どんなかかわりをしているのですか」と尋ねる。ベテラン看護師は患者とのこれまでのかかわりを振り返り，「そういえば，いつも『次回透析に来た時に足を見させてもらいますね』と事前に話しておく」と言う。若手が「どうして事前に話すのですか？」とさらに尋ねる。ベテランは「突然自分の足を見られるのはいやでしょう。汚い時はさわられたくないよね。においだって気になるかもしれないし……」と答えた。ベテラン看護師の言葉に皆が大きくうなずいた。若手看護師に

コツが伝わった瞬間だった。ベテラン看護師は何気なくやっていたことを言語化し，意味づけができた。その後，スーパーバイザーとして参加していた専門看護師に文献の紹介や助言をもらい，さらに深めた。

> 　ここで暗黙知とは，仕事の中で経験から直接獲得された知識であり，仕事上のコツやノウハウなどである。これは学校で獲得される形式知とは対比的にとらえられる。形式知は，講義のように，言語的に教えられたり，書物のように書かれた知識である[7]。

さまざまな分野の人や経験の異なる人が集まって事例を検討することで，実践知が育まれる。

リーダーはさまざまな分野の人と経験を共有し，深めよう。

❸一皮むけた体験を振り返る

困難を乗り越えた体験を語る

　大学病院の看護部長から，「横並びで語り合いたい」という研修の依頼があった。そこで，看護管理者10名で「看護管理者になって困難をどう乗り越えたかを語る」というナラティブの会を開催した。看護管理者同士が対話を通じて，自己の看護管理を振り返る目的で行った。当日は，①〜③の順で進行した。

【看護管理者になって困難をどう乗り越えたかを語る】
①看護管理者になってどんな困難があったか。その時自分はどんな思いだったか。それをどう乗り越えたか。まずは1人で振り返って記述する
②4〜5名のチームをつくり，各人が過去の失敗や苦しみながら乗り越えた体験を語る（1人約10分）
③トップマネジャー（看護部長）の語りをきく

③では，看護部長が看護師長時代の出来事を語った。看護師長だった同僚が当時の上司とうまくいかず，同僚はバーンアウトして辞めてしまったという話だった。「自分は助けられなかった。あの時，何ができたんだろうと思う。自分1人では限界があるから，他の人に助けを求めればよかった。いろんな人に相談すればよかった」と後悔を語った。看護部長から看護師長たちへメッセージを伝えてほしいと私がお願いすると，「何かあったら言ってほしい。でも私に言いにくかったら，この仲間に話してほしい。いろんな人に相談したり，なんでも言い合える組織にしたい」と熱く語った。それをきいていた看護師長たちの中には，涙を流している人もいた。

> 「パーソナル・ヒストリー」は決して「ほかの人には縁のない物語」ではない。なぜそこで一皮むけることができたのかは重要な問題であり，その物語に含まれている教訓，気づき，学びといったものは，いま節目にあって自分のキャリアを真剣に考えているひと，あるいはこれから同じような節目に遭遇するひとにとって，有用な水先案内人になってくれるはずだ[8]。

看護管理者は，自分の感情が揺さぶられるような葛藤を日々感じている。冷静に判断しようとして，生身の人間としての思いや感情を置き去りにすることがある。安心・安全な場で体験を語り合うことで，助け合い，支え合う仲間になる。さらにこれからの困難に立ち向かおうと思える機会になる。

リーダーは時に困難を乗り越えた体験を語り合おう。

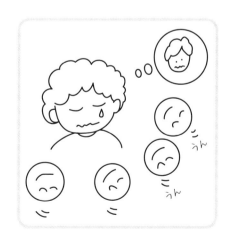

ほどほどに理不尽な体験をさせる

　若手を育成するにあたって，リーダーはすぐに解決策を示すこと，アドバイスをしないことを心がけてほしい。若手にしっかり悩んでもらい，考える余地を与え，待つ。生島は『悩みを抱えられない少年たち』でこのように書いている。

> 　《悩みを抱える》ことができるためには，理に合わないこと・一筋縄ではいかないこと・致し方ないことを身をもって体験することが不可欠である。子どもは，完全に欲求が充足されてしまっては，どうにかしたいが，どうにもならないといった矛盾を抱え込む体験を重ねることがなく，思い通りにならない怨み・つらみをキレることなくこころの内に思いとどめる術を身に付けることができない[9]。

　リーダーは若手にいろんな機会を与える。ほどほどに理不尽な体験をさせる。失敗をしたくない，乗り越えることはできないとあきらめてしまうこともあるかもしれないが，そんな時は支えがあれば，十分自分の力で悩みながらも乗り越えていけることを伝える。困難に直面したり，失敗した時は，決して放置しない。見守り受け止める。そうすることで，困難や理不尽に対応できるようになる。

　リーダーは若手にほどほどに理不尽な体験をさせながら，見守ろう。

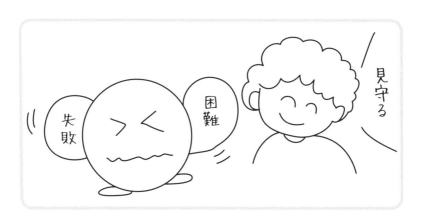

❹キャリア支援は成長から成熟へ

ライフイベントの経験をいかす

　中堅・ベテランは職場では責任の重い仕事を担い，プライベートでは結婚・出産・育児・親の介護などのライフイベントに直面することが多い。仕事を続けていくためには，多くの支援が必要である。キャリアストップを余儀なくされる場合もある。知識や技術を修得するための外部研修や研究など，成長のための活動が積極的にできない時期もある。個々の生活状況を確認し，1 人ひとりを大事にして支援する方法を考える。この時，成長から成熟へと価値転換を図るとよい。

　ライフイベントでの経験は仕事にいかせる。家族の病いや死，子育てや介護，自分の病気体験などは人生を大きく揺るがす経験である。同様の経験をしている人がいたら，その人の立場になって考えるのに役立つだろう。また，自分の経験を他のスタッフに語る場を設けることで，死生観や人間観を育むのに役立つこともあるだろう。

　リーダーは，ライフイベントを経験したスタッフが語る場を設けよう。

経験をいかした成熟のための支援

　前項でライフイベントゆえに外部研修などの成長のための活動が積極的にできない時期は，成長から成熟へと価値転換させようと述べた。成熟のための支援として，看護師のもっている経験知を出し合い，いかし合う看護実践プロジェクトなどの取り組みが効果的である。

　フットケアプロジェクトでのことだ。育休から復帰したベテラン看護師が，フットケア研修で学んだ若手看護師による講義を受けていた。ベテラン看護師は，足の障害があるケースを観察した時の過去の経験を語り出す。若手看護師がベテランの経験をくいいるようにきいていた。大きくうなずきメモをとる場面もあった。若手は外部研修に行って知識を得てきたが，足を観察した経験はベテランには及ばない。ベテランは，子育て中で外部研修に出られないので，若手が学んできた最新の知識を学ぶ。互いの知識と経験が混ざり合う。

看護師が自らの経験を語ること，すなわち臨床経験の言語化を図ることによって，語り手自身が，自分で語りながら「あ，こんなことがあったんだ」ということを再発見し，それが聞き手の学びにも通じて，そのストーリーの考察を通して概念化が図られ，そこからいろいろな法則性が仮説になって検証され，技術化されていくのです[10]。

時短や在宅勤務など多様な働き方が生まれている。その人の経験をどうやっていかしていくかは，リーダーの力量にかかっている。知識ばかりを重視するリーダーはいらない。リーダーは今その人がもっている経験をいかす場をつくる。ベテランが語る場をつくる。ベテランと若手を組み合わせたチームをつくり，現場教育をする。動画を撮影する。言語化してもらいマニュアルにする。事例集を作る。そういった機会を与えられたスタッフは，自分の経験をいかすプロセスを通して成熟を遂げる。

　リーダーは経験を振り返り，共有する場をつくろう。

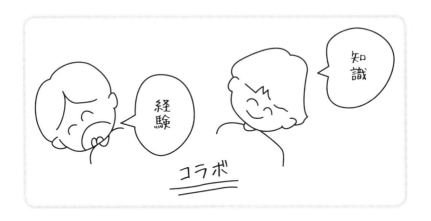

まとめ

「経験を振り返り，共有する」には……

- ☑ ベテランのスゴ技を伝授する語りの場をつくる
- ☑ マニュアルや手順書を作り，定期的に見なおす
- ☑ 経験を見える化してスタッフの目にとまるようにする
- ☑ 経験を語る場を与えられたら，その機会をいかす
- ☑ さまざまな分野の人と経験を共有し，深める
- ☑ 時に困難を乗り越えた体験を語り合う
- ☑ 若手にほどほどに理不尽な体験をさせながら，見守る
- ☑ ライフイベントを経験したスタッフが語る場を設ける
- ☑ 経験を振り返り共有する場をつくる

引用文献

1) パトリシア A. クラントン著，入江直子，三輪健二訳：おとなの学びを創る　専門職の省察的実践をめざして．p.171，鳳書房，2004．

2) 松尾睦：経験からの学習　プロフェッショナルへの成長プロセス．p.38，同文舘出版，2006．

3) 川島みどり：看護の技術と教育．pp.122-123，勁草書房，2002．

4) 新生会第一病院看護部　看護部通信：https://www.hospy.or.jp/shinseikai/special/kango/kangobu-tsushin.html（2020 年 3 月 15 日アクセス）

5) 遠藤功：見える化．p.25，東洋経済新報社，2005．

6) 前掲書 5)．p.182．

7) 金井嘉宏，楠見孝：実践知　エキスパートの知性．p.13，有斐閣，2012．

8) 金井嘉宏：仕事で「一皮むける」　関経連「一皮むけた経験」に学ぶ．p.20，光文社，2002．

9) 生島浩：悩みを抱えられない少年たち．p.13，日本評論社，1999．

10) 川島みどり：看護を語ることの意味　"ナラティブ"に生きて．p.15，看護の科学社，2007．

4 人間・いのち・生きるについて語り合う

　忙しさのあまり，患者のアセスメントが事務的になっていることはないだろうか？　「いのちのケアのマネジメントができる人材を育てる」ことを看護管理者は見過ごしがちなように感じる。心を瑞々しく保ち，それぞれの物語を生きている患者の世界を想像する。そのためには，自分の周りの生と死に真摯に向き合い，人間やいのち，生きることについて真剣に語り，きき，語り合う。一緒に語り合うことで仲間意識が生まれ，死生観や人生観も育まれる。リーダーは日々語れる環境をつくってほしい。

> 　平山正実は，成人期は「我々がこれまでたどってきた生涯を振り返り，己の生き方を点検し，再評価すべきであろう」と述べている。(中略) 親として子として友人として，同僚，部下，上司としての役割を再評価することである。また，多くの役割をもって成人期を生きる者が，どのように生と死を考え生活していくかが，重要な学習課題となる[1]。

人間・いのち・生きるについて語り合うには……
❶大切にしている看護や失敗体験，身近な人の死を語る
❷仲間や患者の語りをきく
❸場をつくり，語り合う

❶大切にしている看護や失敗体験，身近な人の死を語る

看護を語る会

　新人看護師の入職を間近に控えた時期に，先輩看護師たちで看護を語る会を開いた。自身の患者とのかかわりを振り返ることで，何を大事に

看護をしているかを考え，新人看護師に伝えてほしいと思ったからだ。当日の進行は以下のとおり。

【看護を語る会】
①カードに「この病院で経験した患者との心に残る場面」を記入
　・一言で言うとどんな患者か（年齢・身体・心の状態など）
　・いつ頃起こった出来事か（例：20XX 年・看護経験○年目）
　・どんな場面でどのようなこと（看護）があったのか
②カードを持ち寄り，ペアになって語る。その際，きき方・語り方の注意事項を守る

　あるベテラン看護師が語った，2 年目の時のエピソード。

　全盲の男性で，いつもきちんと背広を着てネクタイを締め，前向きな患者が肺炎で入院してきた時のことだ。徐々に呼吸状態が悪化し人工呼吸器が必要となった。入院 2 日目の夜勤を担当したベテラン看護師は，患者の動きが激しいため，「呼吸器をつけているので，動くと管が抜けたりして危険です。もう少ししたらよくなるので，大丈夫です」と声かけをした。患者はうなずき，落ち着いた。妻と娘は他の部屋に泊まりこんでいた。夜中に娘は患者の部屋をそっとのぞき泣いていた。ベテランの看護師が患者のベッドサイドに案内し，手を握らせた。朝になり，娘は「安心しました。いつもすみません。夜中に行くのはわるいとわかっていますが……後悔したくないのです」と話した。患者は徐々に回復していったものの，口数が少なく何か考えこんでいるようで，表情が暗かった。「どうされました？　元気がないですね」とベテラン看護師は患者に話しかけた。「目が見えないし，自分では何もできない。トイレにも行けない。人に迷惑をかけたくないと思い自分でがんばってきたが，それもできなくなったのでどうしようかと考えていた」とポツリと語った。ベテラン看護師は「奥さんや娘さん，会社の人たちがすごく心配していました。必要で大事な人だと話していましたよ」と伝えた。患者は「そうだったんだ……全然知らな

かった」と安心した様子で笑顔を見せた。そこから患者は積極的にリハビリをし，元気に退院していった。

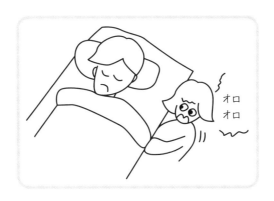

オロオロ

　ベテラン看護師が新人看護師に伝えたいこと——患者と家族は突然の入院で不安になり混乱する。看護師は患者と家族に親身に接し，時に橋渡し役となるので，患者・家族との信頼関係が大切。

> 　経験を語る文化のなかで，経験の未熟な看護師らも自らの経験を流さずに注意深く洞察する習慣や，他人の経験から学ぶ姿勢を身につけることができると思われるからです[2]。

　看護は複雑で見えにくい。語ることを通して，看護師も自分の経験を見つめなおすことができる。日頃新人を指導する時，つい段取りよく業務を行うことを教えがちである。何を大事に看護をしているのか，それが日常の看護の中に現れる。自分の患者とのエピソードを語り，言語化することで，原点に立ち戻ることができる。
　リーダーは日頃から経験を語れる環境をつくろう。

若手につらかったことやしんどかったこと，失敗体験を語る

　現任のリーダーは，若手につらかったことやしんどかったこと，失敗体験を語ってほしい。若手にとって教訓やヒントになるのはもちろんの

こと，リーダーがその時の感情や考えたことを語ることで，若手は「リーダーも自分と同じ生身の人間なんだ」と身近に感じることができる。

　看護師長が，若かった頃の失敗体験として語ったエピソード。

　悪性関節リウマチで血漿交換治療を受けている 70 歳代の男性患者が「がんばってきたけど，そろそろ……かな」とつぶやいた。看護師長は他の患者もいる場所でその患者の弱い部分をきいてはいけないと思い，きこえないふりをした。とはいえ，何ともいえない悲しさと不安で胸がいっぱいになった。病室に行くと車椅子に乗った患者が窓の外を見ていた。看護師長は，さっきの言葉で患者は何を誰に言いたかったのだろうと思い，「どうですか？　何か話したいことがあったのではないですか？」と声をかけた。患者は「桜がきれいだな。今年も見られてよかった。でも，来年は無理かな。ここまで通うのもつらくなってきたからなぁ。今までいろいろがんばったから，もういいかな」と目を閉じゆっくりと話した。看護師長は，患者は治療やこの後の人生をあきらめてしまったのかと悲しくなり，「治療に来なくなると寂しい」と話した。患者は「俺も寂しいよ。でも仕方ないよな。どんどんわるくなって，そのうち車椅子も動かせなくなるだろう……これまで治療や手術をして何とかなるかとがんばってきたけど，そろそろこれからのことを考えないとな。これも自分の運命なんだな」と言って笑った。看護師長はその言葉をただきいて，うなずくことしかできなかった。

　看護師長は，「私には何もできないけれど……患者は自分の運命を引き受ける覚悟で私に話してくれたのではないか」と自分の情けなさや患者に対する素直な思いを涙ながらに語った。若手は皆すすり泣きながら真剣にきいていた。看護師長の若い頃の体験が心に届いた。

　いのちや生きることを真剣に語ることで，上司や部下といった立場をいったんはずして，同じ 1 人の人間として出会える。

　リーダーは若手につらかったことやしんどかったこと，失敗体験を語ってみよう。

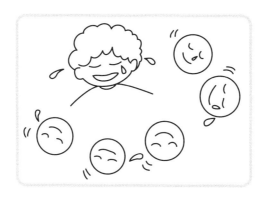

身近な人の死を語り，意味づけする

　私は看護師たちに自分の父の最期を何回か語ったことがある。そのつど自分の中で意味づけが変化している。父の死を語ることで，父へのわだかまりが消え，家族のあり方や医療スタッフの存在の大きさを考えた。

　私が中学生の時，父の事業が失敗して一家離散した。私は叔父の家に預けられて育った。私が30歳代の時に父母は別居し，父はそれ以来消息を絶った。私の中にぽっかり穴が空いた。

　ある日，家の電話が鳴った。父が危篤という病院からの知らせだった。20年間止まっていた父と私の時が再び刻み始めた。病室に行くと，意識のない変わり果てた姿の父がベッドに横たわっていた。20年前に別れた時の面影がわずかにあった。私は「生きていてくれた」と思い，父の手をさすり，あたたかなぬくもりを感じた。意識が戻ることなく翌日亡くなった。苦しまない静かな死だった。

　父の担当の保護係がアパートに案内してくれた。父は生活保護を受け，6畳1間の狭いアパートにはベッドとテレビと冷蔵庫があった。ベッドの周囲にはワンカップのお酒と封の空いていない1カートンのタバコが置いてあった。その日，父はお酒を飲んでデイサービスに行き，帰りの時間まで寝ていた。起きない父に介護職員が気づいた時はすでに意識がはっきりしていなかったそうだ。慣れ親しんだ大勢の人の中で父の意識がなくなったことを知り，私はほっとした。あっぱれだとさえ

思った。アパートの部屋からは入院中に病棟の看護師と撮った写真が見つかった。穏やかにほほ笑む父がいた。家族との縁は薄かったが，医療や介護の専門職に支えられた最期だった。

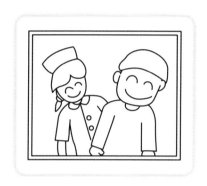

　身寄りのない患者にとって医療・介護スタッフの存在は大きい。これまで 1 人暮らしの患者をたくさん見てきた。家族はどうなっているのだろうと思いを巡らしていた。今は家族にこだわる必要がないと考えるようになった。支えてくれる人がいればいいと思えるようになった。これは父の最期を通して感じるようになったことだ。そして，私も誰かの支援者になりたいと思った。

　『親を亡くしたあなたへ』にこんな言葉がある。

　　共感，思いやり，認識，そして憐れみはあとのほうが感じやすい。いなくなったあとのほうが，その人の身になりやすいのだ。

　　親の長所を発見することは人生をこのうえなく豊かにしてくれるが，健やかな気持ちで親へのこだわりを捨てることにも大きな価値がある[3]。

リーダーは身近な人の死を語り，意味づけしてみてほしい。

❷仲間や患者の語りをきく

仲間の語りをきく

　看護を語る会（139ページ）について先に述べた。患者とのエピソードを語ることで，原点に立ち戻れると紹介したが，効用はそれだけではない。同僚である看護師たちがそれぞれ自分の考えや価値観を語り-きくことで，お互いに尊敬できる存在となり，仲間意識が生まれる。

　リーダーは同じ職場の人たちの語りをきく機会を設け，皆の仲間意識を高めよう。

患者の語りをきく

　医療の現場では患者の語りをきくことが自ずと多くなる。ここでは心に残る3人の患者とのエピソードを紹介したい。

　『ナラティブホームの物語』で佐藤は記している。

> 　「語る」ことから，一つの「物語・ものがたり」が生まれる。病気という一つの人生の出来事を取り囲むように，その家族，医療スタッフがいろいろな物語を織りなす場所，それが医療現場である[4]。

　これから紹介する患者3人は，もがき，弱さをさらけ出しながら自分の運命を受け容れ，人生を新たに意味づけた。フランクルは『人間とは何か』の中で述べている。

> 　もはや創造価値を実現するどのような可能性ももたず，運命を形成する可能性が実際に存在しない場合に初めて，人間は態度価値を実現することができるのであり，その時に初めて「自らの十字架を引き受けること」が意味をもつのである。態度価値の本質は，人間が変えることのできないものをいかに受け入れるかということにある[5]。

　患者は嘆き，自分1人では抱えきれないほどの苦悩の中で生きてい

る。マイナスの感情を傾聴することはもちろんのこと，その人の輝かしかった経験をきくことも大事だ。語ることによって，自分の中から湧き出るエネルギーを感じ，生きる意味を見い出せることがある。

①経験・体験は残ると話す中途失明のNさん

　Nさんは中途失明で透析を開始した人だが，自分の人生を肯定して生きている。私が「楽しみは何ですか？」と尋ねると，Nさんは「美術館に行って絵を見ることです」と答えた。私は「えっ，目が見えないのに絵をどうやって見るんですか？」と率直に尋ねた。Nさんは「絵の音声ガイドをききながら，以前に見た絵を思い出すんです。結構楽しめますよ」と笑顔で答えてくれた。失明した自分の人生を嘆くのではなく，過去に見た絵を思い描き，まるでもう一度見ているかのように楽しんでいる。私が「どうしてそんなに前向きになれたのですか？」と尋ねると，Nさんは「そうなるまでは自分の運命をはかなんだ」とにっこりしながら語った。失明した当時，Nさんは知人に自分の気持ちを素直に話し，嘆いたことを教えてくれた。「それから，嘆くだけでなく自分のできることをしようと考え方が変わった」と話した。

　Nさんのナラティブをきき，「経験・体験したことは消えない」ことを学んだ。目が見えなくなっても過去に見たものや記憶，つまり経験・体験は消えずに残り，それをいかして豊かに生きることができる。人生を肯定し，どのように意味づけするかは自分次第なのだ。

②価値転換をしたHさん

　私が出会った頃のHさんは，血液透析を導入したばかりだった。好きな山登りをすることは厳しいと医師から言われ，自暴自棄になっていた。1年後にHさんにインタビューすると，「透析の曜日を変更してもらって，今は山登りのガイドをしたり，山登りの手記を書いています」と話してくれた。Hさんはライフワークだった山登りを形を変えて再開していたのだ！　私はHさんの変化に驚き，「以前は山登りができなくなって落ち込んでいましたよね。何がきっかけで変化したのです

か？」と尋ねた。Hさんは「透析がいやだとか，食べたいものも食べられないとか，看護師にいっぱい話を聞いてもらった」と教えてくれた。

　Hさんは看護師に本音を吐き出すことで，山登りができないという現実と正面から向き合うことができた。そして，形を変えて山登りにかかわり始めた。価値転換を図ったのだ。これまでの経験や体験を最大限にいかして，アイデンティティを再構築できるのだ。

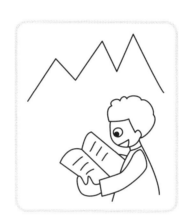

③素直に生きるYさん

　長年透析をしているYさんに久々に外来で会い，声をかける。Yさんは骨・関節の障害のため車椅子で生活している。自宅ではやっと伝い歩きができるぐらい。その日，妻が泊まりがけの旅行に行っていると笑顔で話してくれた。私が「えっ，1人で大丈夫？」ときくと，Yさんは「あんしんネットに登録しているから，転んだらボタンを押せば助けにきてもらえるんだ」，さらに，「妻には感謝している。妻には自由でいてほしい。自分はいろんな人に助けられている。自分でできることは自分でやる，できないところはいっぱいお世話になっています」とも話した。

　Yさんの豊かな人間性は，その素直さにあると思った。今の自分の状況を受け入れ，自分のできないことについては，弱さをさらけだして支援を求める。支えてくれた人に感謝している。

　私が患者の語りから学んだことははかりしれない。

　リーダーは患者の語りをきき，人間・いのち・生きるを深く考えよう。

❸場をつくり，語り合う

サポートグループ活動で得た気づき

　「透析患者の自殺に遭遇した体験があるナースのサポートグループ」
を開催している。私自身が患者の自殺に遭遇し，語れずにいて苦しんだ
体験から，看護師が語る場をつくり，ケアし，癒したいと思ったのが
きっかけだ。

　サポートグループで気になったのは，看護師が自分の体験を語る時，
患者の状況は鮮明に思い出して語れるが，自身の感情を語ることはむず
かしいということだ。看護師は患者のことを優先し，自分の感情を語る
ことに慣れていない。サポートグループという安心・安全な場で語り合
うことで，徐々に本音が出始めた。

　私自身も，語ってみて気づいたことが多々ある。私は患者の M さん
の自殺（vi ページ）を「死なれた！」と表現していた。その背景には，
「あんなに一所懸命にかかわったのに，自分の看護師としてのかかわり
を否定されたみたいで，自信がなくなった」「皆，透析を受け入れて生
きているのに，なぜ M さんは自殺するの？」という思いがあった。皆
で話し合うことで，「死なれる」とは，自分がまるで生と死をコント
ロールできるようなおごりがあったことに気づいた。そして，私 1 人の
かかわりで人の死が止められるわけではないと限界を知り，気持ちが楽
になった。その後，うつ病や自殺について学び，自殺が追い詰められた
上での死であること，M さんが死を選ばざるをえない背景には何が
あったのか，ぼんやりしていた記憶が徐々にはっきりしてきた。

　振り返ると，私は透析導入期の指導を受け持つ部署にいたが，ほとん
どの人が透析を受け入れていく姿を見て，自殺の可能性を考えていな
かった。しかし，その後学んでいくうちに，透析患者にうつ病を患う人
は多く，透析導入期こそ自殺のリスクが一番高いことを知った。私はそ

の視点でMさんを観察していなかった。Mさんは若い頃から糖尿病を患い，腎不全になって透析を導入した。仕事をはじめ，さまざまな喪失体験を繰り返していた。穿刺の痛みから苦痛を抱えた日々を過ごし，身体・精神状態が不安定だった。私はMさんが突然自殺したように思っていたが，自殺のリスクは高かったのだ。サインを見逃し，病棟への申し送りや医師への報告ができていなかった。Mさんが死を選ぶに至るほどの苦悩や絶望，孤独の中で生きていたことに考えが及んでいなかった。

　サポートグループで振り返り，自分の過去の痛みを明らかにすることで，ケアされ癒された。苦悩や絶望，孤独の中にいる人の心に寄り添うケアの重要性に気づいた。

　リーダーは，サポートグループ活動などで仲間と語り合うことでケアされてほしい。

語りやすい場をつくる——瞑想と車座

　語り合うためには，語りやすい場をつくることが必要だ。そのために瞑想と車座を活用してはどうだろう（図2-12）。

①瞑想

　民家などで語り合うワークショップを行うならば，以下のような流れで行うのがおすすめ。

　　【語りやすい場をつくるための瞑想】
　　・参加者が揃ったら，好きな場所に座布団を置いて座り，部屋の照明を落として音楽をかける
　　・窓を開け，自然を感じ，灯りはアロマキャンドルだけにする
　　・瞑想と呼吸法でしばらくリラクゼーションする。日頃の雑念から解放され，頭がスッキリし，心のスペースができる

　研修室等で語る場合も5分程度でかまわないので，電気を消し，音楽

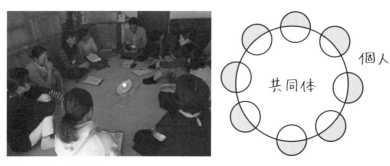

【図 2-12】瞑想と車座

をかけて，瞑想する時間を設けてみよう。

②車座になる

1 人ひとりの顔が見えるように輪になって座り，語り合う。

> 　輪になって座るとき，半分は共同体の一員として輪の中にあり，半分は個人として輪の外にいる。つまり，輪の内側に向いている半分は共同体の一員として合意できる部分で，輪の外側の背中の方の半分は個人としての自分なのだ[6]。

車座になると，共同体意識をもちつつ，個が尊重された場をつくれる。場所が研修室ならば，椅子を使って輪になるだけでも，仲間と自分を感じることができる。

リーダーは皆が語り出せるように，リラクゼーションできる環境や場をつくる。

語り合った後は，反応し，メッセージを送り合う

語り合った後は，どんな風に受け止めたか反応し，メッセージカードに思いを書いて送り合おう。

ある人が「こだわりの強い患者に根気よくかかわった」エピソードを

語った時のことだ。きいた人たちからは，「『こだわりを否定しない』という言葉はとてもいい」「こだわりのある患者さん，大変ですよね」「その人に寄り添っているなぁと感じた」などの反応があった。

きいた仲間が共感や励ましを言葉にして伝える。語り合うことでより関係性が深まっていく。きく人がいてはじめて語れる。語る人がいて学べる。相互に影響し合って，育ち合う。

リーダーは語り合った後は反応し，メッセージを送り合おう。

まとめ

🧏 「人間・いのち・生きるについて語り合う」には…… 🧏

- ☑ 日頃から経験を語れる環境をつくる
- ☑ 若手につらかったことやしんどかったこと，失敗体験を語る
- ☑ 身近な人の死を語り，意味づけしてみる
- ☑ 同じ職場の人たちの語りをきく機会を設け，
  皆の仲間意識を高める
- ☑ 患者の語りをきき，人間・いのち・生きるを深く考える
- ☑ サポートグループ活動など仲間と語り合うことでケアされる
- ☑ 皆が語り出せるように，
  リラクゼーションできる環境や場をつくる
- ☑ 語り合った後は，反応し，メッセージを送り合う

📖 引用文献

1) 宮脇陽三，城ヶ端初子編著：生と死の生涯学習．p.119．学文社．1999.
2) 川島みどり：看護を語ることの意味 “ナラティブ”に生きて．p.12．看護の科学社．2007.
3) ジーン・セイファー著，吉田利子訳：親を亡くしたあなたへ 親を失った後，人生はどう好転するか．p.235．飛鳥新社．2011.
4) 佐藤伸彦：ナラティブホームの物語 終末期医療をささえる地域包括的ケアのしかけ．p.60．医学書院．2015.
5) ヴィクトールE.フランクル著，山田邦男監訳：人間とは何か 実存的精神療法．p.201．春秋社．2011.
6) 中野民夫：ワークショップ 新しい学びと創造の場．p.7．岩波書店．2001.

第 3 章

人とつながる

　自分と他者を大事にし，自分を豊かにしつつ，人とつながろう。人と人との関係は切っても切り離すことができない。そして，職場での人間関係は心やいのちに大きく影響する。仲間やコミュニティをつくりながら，皆で育み合う場をつくりたい。

1 人と人との関係をつくる ▶ 154 ページ

　他者の理解を深め，自分の考えや感情を表現しながら人間関係を築く。適切な距離のとり方，アサーティブなコミュニケーションなどをおさえておく。

2 本音を引き出すようにきく ▶ 171 ページ

　本音を語りやすいような場をつくり，問いを返しながら，時には一歩踏み込んできく。

3 仲間をつくる ▶ 188 ページ

　仲間がいると大きな困難にも立ち向かえる。1 人ひとりの個性を捉え，いかし合うようなチームをつくる。

4 越境する ▶ 199 ページ

　いろんなコミュニティに入り，異業種の人と出会いたい。自分のこれまでの枠を越えて新しい発想が生まれる。サードプレイス（第 3 の場所）をつくれるとよい。

5 対話の場をつくる ▶ 212 ページ

　皆で育み合うためには対話の場が欠かせない。環境づくりやファシリテーションの技術を知り，プログラムをつくって実践してみよう。

1　人と人との関係をつくる

医療現場において，患者とその家族，看護師の同僚・先輩・後輩，他部門や外部のスタッフなど，他者と関係をつくらずに看護の実践は成り立たない。リーダーは積極的に他者の理解を深め，自分の感情・考えを表現して人間関係を築くことが求められる。そのためには，コミュニケーションやアサーションのスキルを身につける必要がある。

人と人との関係をつくることは複雑でむずかしいが，1 人ひとりの違いを認めつつ，関係を築いていく。

人と人との関係をつくるには……
❶患者-看護師関係においては距離を保つ
❷スタッフとのズレに気づき，伝える
❸調整ではなく折り合いをつける
❹第三者の視点で影響を与える
❺自分と他者の関係に境界線（バウンダリー）を引く

❶患者-看護師関係においては距離を保つ

なれ親しい関係（同情的）・表面的関係（同情心がない）・治療的関係（共感的）

患者-看護師関係は時にむずかしい。家族のようになれ親しくなってしまうこともあれば，表面的なかかわりに終始することもある。共感的態度で適度に距離をもってかかわるのが理想だ。

共感的態度とは？　ツーディン Tschudin, V は次のような比喩で説明している。みぞに落ちて困っている人に対して，いっしょにみぞに落ち，感情を分かち合うことは，同情的 sympathetic ではあっても共感的

empathic ではない。遠く離れたところから上がってくるよう呼びかける
のは同情心のない人である。そばにいって自分の片足を地面にしっかり
つけて手をさしのべる, すなわち客観性や冷静さを失わず相手とともに
いることが共感的態度であるというのである[1]。

　私はこれを「なれ親しい関係（同情的）」「表面的関係（同情心がない）」
「治療的関係（共感的）」と捉えている（図 2-13）。

・なれ親しい関係（同情的）：患者との距離が近く, 患者を依存さ
　せ, 成長を阻害する。患者を自分や家族のように思い, 巻き込ま
　れ, 共揺れ状態になる。一緒に困ってしまい, それが心理的負担
　になり, 患者を避けるようになると, 患者は見捨てられたと思う
　（図 2-13a）

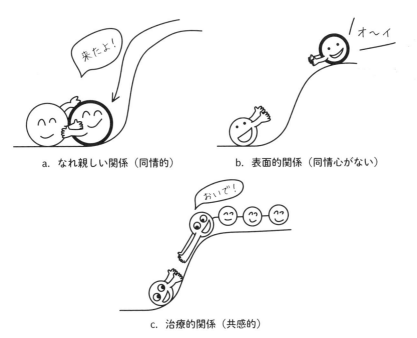

a. なれ親しい関係（同情的）　　　b. 表面的関係（同情心がない）

c. 治療的関係（共感的）

【図 2-13】患者-看護師の関係

・**表面的関係（同情心がない）**：患者に入り込むと一緒に困ってしまうので，表面的なかかわりになる。知識・経験不足からくる，かかわり方がわからないという不安や心配などの感情が患者との距離を置かせる（図 2-13b）
・**治療的関係（共感的）**：自分の限界を知っている。自分も他のスタッフに助けてもらいながら，勇気をもって患者に一歩踏み込む。専門職として知識・経験をいかし，患者の主体性を信じてかかわる（図 2-13c）

　リーダーは，患者-看護師関係においては適度な距離を保ってかかわる。

率直で一貫した態度

　以下の 3 つのケースのような患者の言動があったら，あなたはどうかかわるだろうか？

ケース 1

　「あなたに話をきいてもらってすごく楽になった。ありがとう。やっぱり他の人じゃだめ。私のことをわかってくれるのはあなただけ。いつもあなたに話をきいてほしい」

　この場合，信頼関係を構築できたと勘違いする人がいる。患者は「あなた」を連呼して，プラスのストロークを発信している。心地よくなり距離が縮まり，なれ親しい関係（同情的）（155 ページ）になりやすい。初めはよいが，毎回依存されると負担を感じるようになる。いつもその患者に対応できるとは限らない。対応できなくなると，患者は態度を一変させ，見捨てられたと怒りをあらわにすることがある。

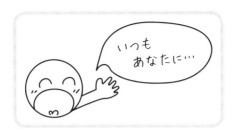

ケース2

「実は私，死にたくなった。でもこんなこと誰にも言えない，あなただから言えたの。誰にも言わないでね」

2人だけの秘密で距離が縮み，なれ親しい関係（同情的）（155ページ）になりやすい。患者に侵入されているので，患者の不安が移ってきて戸惑う。

秘密は外部に漏らしてはいけないが，支援する人同士が情報を共有して，チームで相談しながら関わる。そのため患者には「重要なことなので秘密にできない」ときちんと伝え，距離をとる。

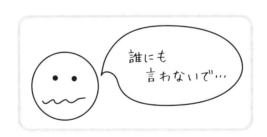

ケース3

「おまえ，どういうことだ！　なんでいつもこうなんだ！」（大きな声で怒鳴る）

罵倒や脅しによって，支配しようとしている。表面的関係（同情心がない）（156ページ）になり，患者を避けてしまうことがある。

こんな時は，「私，大きな声が苦手なんです。もっと小さな声で言ってもらえると安心です」と反応する。「他の患者さんに迷惑だから小さ

な声で話してください」と言うと，「どの患者だ！」「迷惑とはどういうことだ！」とさらに怒らせてしまうので，"私"が大声が苦手なのだと強調する。私を主語にしたアイ（I）メッセージで伝える（160 ページ）。

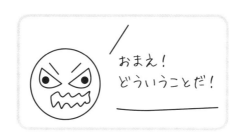

　　自己一致とは「看護師が自分の思いと一致する内容を率直に表現すること」（宮本真巳著『感情を「読み書き」する力　エモーショナル・リテラシー，自己一致，異和感の対自化』精神科看護，32 巻 9 号，18-27 頁，2005 年）である。つまり，患者と関わるなかで看護師が体験する「感じや考え」といった内面と，外にあらわれる「表現」とを一致させることである[2]。

　患者とのコミュニケーションにおいては，自分の考えや思いをできるだけ率直に表現する。そして一貫性をもった態度でかかわる。
　リーダーは率直で一貫した態度で患者に接する。

❷スタッフとのズレに気づき，伝える

自分の思いや感情に気づき，伝える場をつくる——新人看護師のワーク

　入職後 3 か月目の新人看護師に「自分の思いや感情に気づき，伝える」ワークショップを行っている。5 つの問いに記入してもらう。

【自分の思いや感情に気づき，伝えるワーク（新人看護師が対象）】
①先輩看護師のどんな態度がいやか？

②その時の感情（気持ち）は？

　〔オノマトペ（がーん・えー・どよん）で表現しても OK〕

③どんな風にしてほしいか？

　（先輩は変わらないかもしれないが，こちらの想像で書く）

④③のようにしてもらえたら，自分はどんな気持ちになるか？

⑤私を主語にしたアイ（I）メッセージで伝える

＊私を主語にして①〜④でストーリーを作る。

　新人同士で記入した紙を読み上げると「そんな場面あるよね」「いるいるそんな先輩」と盛り上がる。ところが，⑤のアイ（I）メッセージで伝える段になると，静かになってしまう。「わかってもらえない」「きっと伝わらない」「怖い」「仕事しにくくなる」と口々に話す。

　私が「きいてくれる先輩をイメージしてやってみて」と話すと，「私は……先輩の反応がなくて悲しかったです……言葉にして指導してもらえると安心です」と静かに伝える練習を始めた。

　このようなワークをやってみると，自分の思いや感情に気づき，何を伝えたらいいかを考える機会になる。

　リーダーは新人が自分の思いや感情に気づき，相手に伝える機会をつくってみてほしい。

互いの"ズレ"に気づく――新人看護師と先輩看護師

　前項の新人看護師のワークで，いやだと思った先輩の態度で一番多かったのは，「無視されている」であった。

　先輩看護師たちの研修の際，このような新人看護師の思いを伝えてみたところ，先輩たちは口々に「無視したつもりはない」と言う。新人を意図的に無視したわけではなく，「患者対応に手をとられ新人に反応できていなかった」と言う。「きつく言うとへこむと思って遠慮して言わなかった」と言う先輩もいた。新人看護師を気遣って言わなかったことが，新人には「無視された」と映った。お互いに言葉で本音を伝え合わないから，ズレが生じている。ズレに気づくには，それぞれが，自分の

思いや感情に気づき，伝える訓練が必要である。

　リーダーは新人と先輩の思いを双方からきき，ズレを明確にして伝えてみよう。

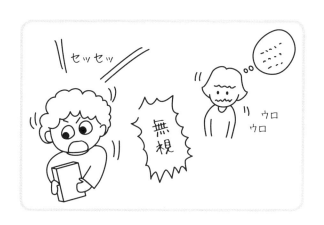

私を主語にするアイ（I）メッセージで伝える方法

　仕事を進めていくためには，言いにくいことも伝えていく必要がある。伝える時は，アイ（I）メッセージで伝えるとよい。「私は」を主語にして自分の気持ちや考えを伝える。YOUメッセージである「あなた」を主語にして伝えると反感を買いかねない。次のように，「私は」を主語につけて文章を言う練習をしてみよう。

　　【「私は」と主語をつけて文章を言う練習[3]】
　　「どうしよう」　　──　「私はどうしたらよいか迷っている」
　　「違う」　　　　　──　「私は違った意見をもっている」
　　「うるさい」　　　──　「私はうるさいと感じている」
　　「にらまれた」　　──　「私はにらまれたと思った」
　　「早くしなさい」　──　「私はあなたに急いでほしい」

　自分の気持ちや要求を伝える。相手に自分の不快な感情や困っていることを言葉で伝えていく。相手に変化してほしい，理解してほしいとい

うことではなく，あくまでも自分の気持ちと行動を一致させて伝える。相手が自分の思うように反応しなくても大丈夫。まずは，自分に誠実になる。

　リーダーは私を主語にしたアイ（I）メッセージで伝えてみよう。

❸調整ではなく折り合いをつける

対立を避けず，言うべきことは言う

　看護師長のＯさんは，「Ａ医師に一方的に怒鳴られて，つい自分の気持ちや考えを抑えてしまう」と嘆いていた。Ａ医師の意見にＯさんは反対だったが，それを伝えたらその後が面倒なので，とりあえずその場を丸く収めるために，自分の気持ちや考えを伝えなかったと話した。私はＯさんにどんな気持ちだったのかを尋ねた。すると，Ａ医師の言葉に「ショック，情けない，好きになれない，悔しいなどの感情がわいてきた」と答えた。しかし，そんな感情を抑えて，「ご迷惑をおかけしました」と謝ったと言う。私はどうして感情と言動が一致しないのかを尋ねた。Ｏさんは「仕方がないとあきらめている」と言う。本当はＡ医師の言動に腹が立っているのに，Ｏさんは平気なふりをして，自分の感情を置き去りにしている。それではＡ医師に真意は伝わらない。Ｏさん自身，私が尋ねるまで自分の感情に気づいていなかった。そのため反応できていなかった。

　「私，ショックです。私も傷つくんです。言葉で伝えてください」と私を主語にするアイ（I）メッセージで率直にＡ医師に反応する。きちんと伝えないとＡ医師も気づけない。つまりＯさんが抑え込むことで，Ａ医師の人間関係を成熟させる機会も奪っているのだ。相手のためにも自分の感じていることを率直に伝えることが大切なのだ。

　リーダーは，対立をおそれず，言うべきことは言おう。

違いを明確にして，合意形成する

　ある主任が「調整役って疲れる。患者とスタッフ間の話をきいて，ま

るで伝書鳩みたい」と嘆いていた。リーダーは調整役になる機会が多
い。互いの思いや気持ちを伝え合うことが大事だ。一方の意見をきき入
れることではなく，自分の思いも伝える。意見を出し合い，合意形成し
ていく。

> お互いが感じたことをシェアし，お互いが抱いている感情や感じ方に
> 大きな差がない，むしろ同じようなことを感じているということを実感
> していく。
> 人の根っこにある感情は，そう壊れてはいない。困った人がいたら助
> けたい，少なくとも周囲で心や体が壊れる人を見て，それが良いことだ
> と思う人はまずいない[4]。

リーダーは，互いの違いを明確にして合意形成しよう。

❹第三者の視点で影響を与える

チームは，人と人が織りなす関係性（絆）の集合である。チームがう
まくいかないのだとしたら，それは人ではなく，かかわり方，つまり関
係性がわるいからである。人を変えるのはむずかしい。だが，関係性を
変えることはできる。人に焦点を当てるのではなく，人と人との関係性
に焦点を当ててみよう。

第三者が何気なく反応する

30 歳代後半の頃，同僚看護師からモラルハラスメントを受けたこと
がある。休憩中に，同僚の M さんが「託児所でうちの子が，岡山さん
の子どもさんが入院したことを“死んだ”って言ったのよ，子どもはお
もしろいわよね」と私を見ながら高笑いした。私は“死んだ”という言
葉に，まるで頭を殴られたような衝撃が走った。フリーズしてしまって
何も反応できなかった。その場に居合わせた同僚の H さんが「あなた
ね，今の言葉は暗闇で背後から突然ナイフで刺したようなものだよ」と

言ってくれた。私は「はっ」と我に返り，傷ついている自分に気づいた。私は「娘が小児喘息で入退院を繰り返し，発作の時は死ぬんじゃないかと思うぐらい苦しんでいる姿を見ていたから，死んだという言葉に私は傷ついた」とはっきりMさんに伝えた。すると，Mさんは「ごめんなさい，そんなつもりじゃなかった……」と謝った。

　私はこの状況を客観的に言葉にしてくれたHさんに助けられた。あまりの衝撃を受けると，人は自分が傷ついたことに気づけないとわかった。そのため，相手に伝えることすらできない。第三者の客観的な指摘が，当事者にもハラスメントする側にも気づきになる。勇気を出して反応してくれたHさんに感謝している。

　リーダーは第三者として何気なく客観的に反応してほしい。

アサーティブに対応し，2人の間に風を通す

　次のような場面に出くわしたら，あなたはどうするだろうか？

　先輩看護師が忙しそうにバタバタと仕事をしている。そこに，新人看護師がやって来て，先輩に声をかける。先輩は不機嫌な態度で新人を無視している。新人はオロオロして困った様子である。そこにリーダーが通りかかったとしたら……

　実際によくある場面だ。リーダーは，見て見ぬふりをするのか？　すぐに新人看護師を手伝うのか？　リーダーの反応が試される。

　おさえておきたいのは，どちらの態度にもそれぞれ意味があるということだ。

　先輩の態度について，リーダーは不機嫌な態度はよくないと一方的に決めつけない。不機嫌な態度の背景を問う。すると，「仕事が複雑で時間がかかり焦っている。他に頼める人もおらず，1人で抱えている。新人のせいではないが，タイミングがわるいと，ついイライラをぶつけてしまう」と言う。

　新人の態度について，リーダーは先輩に言えばいいのにとイライラし

たり，反対に，かわいそうでかばいたくなることもあるだろう。新人に
その真意を尋ねる。すると，「失敗してしまったことを言い出しにく
い。患者に対する罪悪感もある。先輩の威圧的な態度が怖くて，フリー
ズしている」と言う。

> 人間関係のもち方には，攻撃的，非主張的，アサーティブの3種類が
> ある。
> 第1は「攻撃的」。自分のことだけ考えて他者を踏みにじるやり方。
> 第2は「非主張的」。自分よりも他者を常に優先し，自分のことを後回
> しにするやり方。
> 第3は「アサーティブ」。自分のことをまず考えるが，他者をも配慮す
> るやり方[5]。

　先輩の態度は第1の「攻撃的」であり，新人は第2の「非主張的」で
ある。どちらがわるいということはない。リーダーは第3の「アサー
ティブ」に対応する（図2-14）。先輩・新人の間に入って事実や感じた

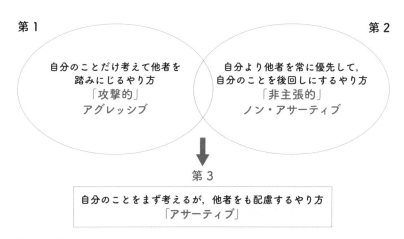

【図2-14】人間関係のもち方
（平木典子：図解　自分の気持ちをきちんと〈伝える〉技術　人間関係がラクになる自己
カウンセリングのすすめ．p.27，PHP研究所，2007．）

ことを言葉にして反応する。風を通すのだ。「なにー，どうしたの？」「大きな声がきこえたからびっくりした」「私でよければ何か手伝うよ」など，フラットな立場で反応する。どちらがよい・わるいと審判するのではない。忙しそうな先輩の手伝いをする様子を

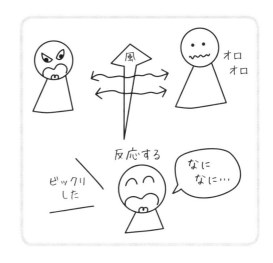

見せたり，そっと新人の肩に手を当ててもいい。私はあなたの味方ですよという態度で公平に間に入る。そして，どちらもその態度をしているのには意味があるので，オープンな場で素直に尋ねてみる。それによって，事実やそれぞれの感情・考えが見えてくる。真意がわかる。仲裁に入るのではない。第三者として風のように反応していくのだ。すると場の空気が一変する。

　リーダーはアサーティブに対応し，2 人の間に風を通そう。

「不機嫌は罪である」を認識する

　大学生や新人看護師が「親や教員には本音で話せるけど，友達や同僚には話せない」と言うことがある。理由を尋ねると，「話すと相手に重たいって思われる。嫌われたくない。だから笑って平気なふりをする」と言う。斎藤孝は次のように述べている。

> 　相手が不機嫌さに傷つく度合いが高くなっているぶん，不機嫌の罪が重くなってきているのです[6]。

　傷つきやすい若者が多くなっている中，職場の先輩や上司の不機嫌な

態度は罪が重いのだと妙に納得した。

　新人看護師は傷つきやすい。先輩看護師の不機嫌な態度にフリーズして反応できないことがある。職場の先輩の不機嫌な態度は罪が重いことになる。

　　組織感情とは，言い換えれば，組織全体に波及した空気，気分，ムードだ[7]。

　暗い雰囲気，皆がイライラピリピリしている，空気がよどんでいて，貝のように口を閉ざして黙々と働く職場，そんな不機嫌な職場は改善する必要がある。上機嫌を考えて実践してほしい。口角を上げて，「いいね」「すごいね」など笑顔で反応してほしい。

　リーダーは「不機嫌は罪である」という認識をもち，上機嫌を考えて実践してほしい。

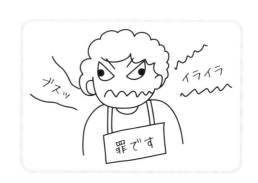

心理的に安全な職場にする

　先に述べたように（163ページ），誰もが風になって，職場の風通しをよくできるといい。職場の雰囲気をよくして，お互いなんでも言い合える関係をつくる。互いを尊重し，助け合おうという雰囲気にする。

　　実際，2012年から米グーグルが生産性の高い職場を実現するための調査研究を行った結果，もっとも大事な要素が「心理的安全性」であると結論付けました[8]。

　心理的に安全な職場は，否定や攻撃，無視をしない職場だ。上機嫌な職場は，離職率も低くなり，仕事の効率も上がるといわれている。

リーダーは心理的に安全な職場をつくろう。

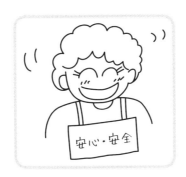

❺自分と他者の関係に境界線（バウンダリー）を引く

境界線を引き，巻き込まれない

　ある管理者がスタッフの悩みを少しきくつもりで面接したら，その生い立ちをかわいそうになって2時間にわたってきいたという。大変そうな人やしんどそうな人を見ると，すぐ「助けたい病」になってしまう人は，巻き込まれないように注意する。

> バウンダリーとは自分と他人の間にある境界線のこと。
>
> （中略）
>
> 　今，人間関係が錯綜している時代に，まず自分を大事にする＝自分の領域を守ることを優先しないと，人のためばかりに疲労，消耗してしまって，あげくの果てには，カラダを壊してしまうことになります[9]。

　この管理者は自分の時間とエネルギーを使って消耗している。スタッフは，「管理者＝自分の生い立ちについて長くきいてくれた特別な人」と認識して，今後も依存してくる可能性がある。

　このようなスタッフには，「なんで私にそれを今話すの？」と問い返す。仕事上で配慮が必要なことはきくが，それ以上のことは専門家への

相談をすすめる。職場の上司としてかかわれる範囲をきちんと伝え，時間も決める。

こちらができること・できないことを提示しないと，自分と他者の境界線がなくなる。振り回されないようにする。自分と他者の関係性においては互いの違いを認め，自分の課題と他者の課題を分ける。どこまでが自分の課題なのか向き合う。他者の課題にまで踏み込まない。

リーダーは自分の限界を知り，自分と相手との間に境界線を引こう。

境界線のない相手への対応

主任から「患者やスタッフに巻き込まれて，自分と他者のことを分けられない」という相談を受けた。「そうだよね」と相手の話をきくうちに，それが自分の考えや意見になってしまう。自分は「NO」「変だな」と思っても，きちんと反応していないため，どんどん他者に踏み込まれる。自分と他者の境界線が見えなくなる。

『共依存　自己喪失の病』の共依存者の行動パターンと対処法の章を開いて，自分は共依存のどのタイプなのかとその対処法を一緒に考えた。

相手と自分の境界線（バウンダリー）がはっきりしていない場合の対処法として，次のように記されていた。

> バウンダリーのない相手と話をするときは，目に見えない輪が自分の周りにあると想像したり，プラスチックの透明なドームの中に入っているのをイメージすると，境界線が混同することが少なくなる[10]。

自分と他者を分けるのだ。目に見えない輪はフラフープのイメージである。相手の攻撃の矢がフラフープの輪の外で止まり，自分はフラフープの中から眺めるイメージである。フラフープの輪を越えて自分に突き刺さることはない。プラスチックの透明なドームは，しっかり相手の状況は見えるが，相手の攻撃の矢はドームに跳ね返される。自分の中に侵入することはないので，安心して対応ができる（図2-15a）。

私が境界線を引くために実践している方法は，以下だ。

【オカン流　境界線の引き方】

①面接時に自分と相手の間に用紙を置き，相手が見えるように話した内容を書く（図2-15b）

　→真剣にきく時は書かないが，境界線を侵害されそうな時は，用紙を置いて書くことで線を引く

②自殺防止の電話相談でいきなり否定されたり，ののしられたり，巻き込まれそうになったら，腕時計を反対の腕につけ変える

　→他者と距離をおき，自分を相手から守るよう意識して対応するための一種の儀式。

　そのほか，カウンセラーは2人の間にコップを置いて，そのコップに話を入れて一緒に眺めるという（図2-15c）。いずれにしても境界線のない相手には，こちらが境界線を引いて自分を守り，巻き込まれないように対応する。

　リーダーは境界線のない相手からは自分を守るために，境界線を引いて対応しよう。

a. ドームに入っているイメージをもつ

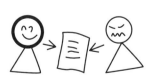

b. 面接時に自分と相手の間に紙を置く

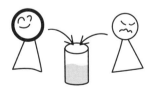

c. コップを置いて一緒に眺める

【図2-15】境界線の引き方

「人とつながる」には……

- ☑ 患者−看護師関係においては適度な距離を保ってかかわる
- ☑ 率直で一貫した態度で接する
- ☑ 新人が自分の思いや感情に気づき，相手に伝える機会をつくる
- ☑ 新人と先輩の思いを双方からきき，ズレを明確にして伝える
- ☑ 自分を主語にしたアイ（I）メッセージで伝える
- ☑ お互いの違いを明確にして合意形成する
- ☑ 第三者として何気なく客観的に反応する
- ☑ アサーティブに対応し，2 人の間に風を通す
- ☑ 「不機嫌は罪である」という認識をもち，上機嫌を考えて実践する
- ☑ 心理的に安全な職場をつくる
- ☑ 自分の限界を知り，自分と相手との間に境界線を引く
- ☑ 境界線のない相手から自分を守るために，境界線を引いて対応する

📖 引用文献

1) 長田久雄：看護学生のための心理学．p.160. 医学書院，2011.
2) 小宮敬子，鷹野朋実，森真喜子ほか：第 8 章　ケアの人間関係　C　ケアの方法　④自分自身であること．武井麻子ほか著，系統看護学講座　専門分野 II　精神看護学［2］精神看護の展開．p.25. 医学書院，2017.
3) 平木典子：図解　自分の気持ちをきちんと〈伝える〉技術　人間関係がラクになる自己カウンセリングのすすめ．p.53. PHP 研究所，2007.
4) 高橋克徳，河合太介，永田稔ほか：不機嫌な職場　なぜ社員同士で協力できないのか．p.193. 講談社，2008.
5) 前掲書 3)．p.27.
6) 斎藤孝：不機嫌は罪である．p.31. KADOKAWA，2018.
7) 野田稔，ジェイフィール：あたたかい組織感情　ミドルと職場を元気にする方法．p.46. ソフトバンク　クリエイティブ，2009.
8) 前掲書 6)．p.38.
9) おのころ心平：人間関係　境界線の上手な引き方．pp.31-32. 同文舘出版，2018.
10) 吉岡隆：共依存　自己喪失の病．p.229. 中央法規出版，2007.

2 本音を引き出すようにきく

　リーダーはきき上手でありたい。でもきき上手の意味を勘違いしている人が多い。スタッフの話に「うんうん」とひたすらうなずき，まるでスタッフの不平不満を受け止めるゴミ箱のようになっている人がいる。それだとスタッフがそのうち不平不満を言う自分に嫌気がさして，何の解決にもならない。

　本当にきくということは，問いの矢印を相手に向けることだ。例えば，「○○さんが仕事をしないんです。リーダーはどう思いますか？」と問いの矢印がリーダーに向けられると，ついリーダーはアドバイスをしたくなる。しかし，それをおさえて問いの矢印を相手に向けてこう尋ねてみる。「あなたは何が気になるの？　その人のことが気になる理由が何かあるんじゃない？」こんな風に問い返すことで，質問者は「○○さんに比べて，私はこんなにがんばっていることを認めてほしかった」と気づく。

　リーダーはゴミ箱にならず，問い上手になって引き出す。その人がこうありたいという方向に導く。「どうしたらいいでしょうか？」の質問には「あなたはどうしたらいいと思う？」と問い返す。答えは相手がもっている。

　本音を引き出すようにきくには……
❶本音で話す意義と工夫
❷感情に焦点を当ててきく，反応する
❸もつれた感情を吐き出せない人への支援
❹オカン式声かけ1・2・3
❺問いをつくり，積極的に尋ねる

❶本音で話す意義と工夫

不快だが健康な感情を表現する

　本音は心の奥底にあり，不快でネガティブな感情も含むので，よくないものと思っている人が多い。

> 　この図（表 2-3）にのっているすべての感情は，不快なものばかりです。しかし「健康的な」不快感情なら心の動揺も少なくてすむのです。心の苦痛が少ないほど，実際の問題をより効果的に解決することができるはずです。目標は不健康な感情を，健康な感情に置き換えることです[1]。

　不快な感情を表現しないでそのまま放置すると，健康な感情から不健康な感情になってしまう。心配，いら立ち，悲しみなどの健康な感情を表現し，吐き出すことで心が健康になる。例えば，不安を心配に置き換え，「私はこれからのことが心配」と健康な感情に置き換えて表現してみる。

　不快だが健康な感情があることを知り，スタッフにも早い段階で伝え

【表 2-3】不快で不健康な感情と不快だが健康な感情

不快で不健康な感情	不快だが健康な感情
❶ 不安・恐怖	❶ 心配
❷ 激しい怒り，怒り	❷ 苛立ち
❸ 絶望，うつ	❸ 悲しみ
❹ ひどい欲求不満	❹ 失望
❺ ひどい罪悪感	❺ 悔恨
❻ ひどい傷心の気持ち	❻ 失望
❼ 羞恥心	❼ 後悔
❽ ひどい嫉妬心	❽ ある程度の嫉妬心
❾ 屈辱	❾ 恥ずかしい
❿ 自己嫌悪	❿ 向上しようという意思を伴った失望

（リン・クラーク著，菅沼憲治，ジャレット純子訳：感情マネジメント　アサーティブな人間関係をつくるために．p.64，東京図書，2006.）

ておく。そうすることで，本音で話すことに抵抗が少なくなる。

　リーダーは不快で健康な感情を表現できるよう引き出そう。

本音を語りやすい場をつくる

　心理的に安全な職場にすることの大切さについて先述した（166 ページ）。安心・安全な場だと人は本音を話し出す。安心・安全な場にするルールの例は下記のとおり。

　　【安心・安全な場にするルール（例）】
　　①相手を批判しない
　　②相手の話を遮らない
　　③しっかり相手の話をきく
　　④自分の思いを表現する
　　⑤個人情報はここだけの話にする
　　⑥共感する（拍手，うなずく）

　これは１例で，他のルールを決めてももちろん OK。本音で話すには，きく側が余裕をもつことが大事。言葉のかけ方にも気をつけたい。「私きけるよ，大丈夫」そんな言葉は相手を話しやすくする。

　場づくりの工夫としては，人数が多い時は車座（150 ページ）が語りやすい。ペアの場合は横に並ぶか 90 度の角度で座る（図 2-16）（180 ページ）。ポジションの高い人がいると本音が出にくいことがある。話す人との組み合わせを工夫する。できるだけ利害関係のない，しかも同じような悩みや思いをもった人を組み合わせる。

　リーダーは安心・安全で，本音を語りやすい場をつくる。

不平・不満には，キラリと光るヒントが隠れている

　看護部長時代に，人員の確保・定着がうまくいかず，現場の看護師からの不満や疲弊の声があがった時は，かなり精神的に追い詰められた。「仕事量が多くて負担です」「人を増やしてください」「もうやっていら

れない」という看護師たちの言葉を, 私は自分を責めているものとしか思えなかった。看護師は当然のことを言っているのに, それを受け止めることができなかった。看護師長に「仕方がないんだから, 現場で業務改善をして!」と話した。それに対し, 看護師長は「ひとまず話をきいてください!」と毅然と応えた。私はその部署の看護師と面談をして, 1 人ひとりの思いをきいた。がんばっていることや患者のケアで大事にしていることに気づけた。面談で得たスタッフの生の声を反映して, 看護師の確保・定着の戦略を考えることができた。あの時の看護師長の一言で, 私は現実を見つめることができた。不平不満をきくのは, 心地よいものではない。しかし, その生の声をきく。そこには, 「こうなってほしい」「これをしたらよくなるのに」という現状を改善したいという前向きな思いがあった。不平・不満の背後にはキラリと光るヒントが隠されている。

リーダーはスタッフの不平・不満から逃げず, 生の声をきいてほしい。

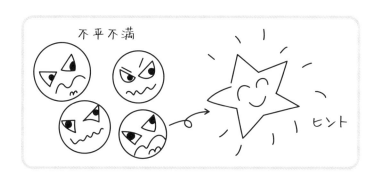

❷感情に焦点を当ててきく, 反応する

感情に焦点を当ててきく

コミュニケーションの技術には, 「オープン・クエスチョン」「要約」「繰り返し」などがある (表2-4)。コミュニケーションの技術を身につけて, 相手が語り出すように傾聴していく。

【表 2-4】コミュニケーションの技術

オープン クエスチョン	・はい・いいえで答えない質問 ・「どうやって？」「何が？」「どこで」「誰が」
要約	・要約することで相手の話を理解したことが伝わりやすい
繰り返し	・相手が言った言葉を繰り返すことで，話を続けることを促す （相手が「しんどい」と言ったら，こちらも「しんどい……」と繰り返す）
明確化	・重要なポイントを「それは○○という意味ですね」と明確にする
促す短い言葉	・「なるほど」「続けてください」など，話を続ける手助けやきっかけになる
反応	・言葉で共感していることを表す（声・言葉・表情）
沈黙	・沈黙を見守り，気持ちを汲みとる（ゆとりを与える）
現実の指摘	・患者の認知がゆがんでいる場合，現実を明確にする（相手を批判しない）

　そうはいってもなかなかむずかしい。こちらが知りたいことを根掘り葉掘りきいて，広げられるだけ広げてしまうことがある。すると相談者の伝えたい気持ちはなかなか見えてこない。だからきいている側も共感できない。

　自殺防止センターの電話相談を受けて 8 年になる。相談者から「気持ちが楽になった」「しんどかった」と本音がポロリと出る時は，相手の感情をひたすらきいた時が多い。ただきいているだけなのに，相談者が自分で答えを見つけていく。きく人がいて語ることができる。語ることができると自分と向き合うことができる。

　リーダーは感情に焦点を当ててきいてほしい。

きき方のコツ

　人は自分の知りたいことに焦点を当ててきいてしまう傾向がある。下記のようなきき方のコツを意識するとよいだろう。

　【きき方のコツ】
　・日頃から相手の話をきき流さずにきく

・機会を捉えて，話がきける時間と場所を確保する

・感情に焦点を当てて「どんな気持ちですか？」と尋ねてみる

・ことがらの背後に隠れている感情に焦点を当てる

・今に焦点を当てて，どんな風に感じているかをきく

・「自分をどう思っているの？」と自身のことをどう感じているか
　を尋ねる

　ことがらや原因ではなく，どのように感じているか，つまり気持ちに焦点を当てて，語り出すのを助ける。相手にとっての意味や真意をきく。その時は，自分の価値観や先入観は脇に置く。「こんなことがあってつらかった」と過去の体験を語る場合は，「今，そのことを話してくれたのはどうして？」と今に焦点を当てて尋ねる。自己洞察を助ける。

　リーダーはきき方のコツを意識して，きくようにしよう。

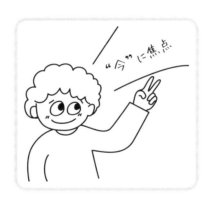

自分の感情を知り，素直に伝える

　相手に自分の感情を出してもらうためには，かかわる側も自分の感情を知り，コントロールする必要がある。

　　心と心が結び合うような真実の関係を作ろうとするときは，相手とのコミュニケーションをとるために，できるだけ素直に気持ちを伝え合う

ことです。感情の支えを必要としている相手に対しては，まず自分の感情がどう動いているのかをとらえていることが大切なのです[2]。

支援するリーダーも，動揺したり，不安があったりと感情をもつ生身の人間である。自分の感情と他者の感情を分けた上で，感情の交流をはかる。

リーダーは自分の感情に気づき，素直に伝えよう。

❸もつれた感情を吐き出せない人への支援

事実だけでなく，もつれた感情をきく

スタッフが報告・連絡する時は，事実と感情が入り混じっていることが多い。この時，リーダーは冷静に事実をきくことが大切だが，スタッフの感情を置き去りにするべきではなく，怖い，不安などの感情を十分にきくことから始めてほしいと先に述べた（23 ページ）。

リーダーはスタッフの話をきく時は，事実だけでなく，もつれた感情もきいてほしい。

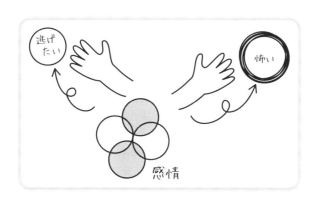

沈黙をおそれずに相手のペースを尊重して待つ

自分の感情を人に伝えることがむずかしい人がいる。自殺防止セン

ターの現場では，無言電話が多い。電話を何度もかけては切る。最初は
いたずら電話かと思ったが，ある時こんな電話がかかってきた。「さっ
きも電話したのですが……何を話していいかわからなくて，切ってしま
いました」。無言電話はいたずらではなく，自分の感情を表現すること
がむずかしかったからなのだ。

　自殺防止センターの電話相談では，沈黙の時間を大事にしている。あ
る日の電話は，「しんどい……」と話して長い沈黙が続いた。私は「し
んどい……」と返すしかできなかった。少し焦りもあったが，相手が話
すタイミングを待った。長い沈黙が続いた。私は「今，何を考えていた
のですか？」ときいてみた。すると，「いやー，長い間病気を患って
……自分でもよくこれまで生きてきたなーとしみじみ考えていた」と話
した。

> 　沈黙にはさまざまに意味がある。空虚さといらだちに満ちた沈黙があ
> れば，拒絶や無視，ときに反抗して怒りに満ちた沈黙もある。反対に，
> 満ち足りてここちよい沈黙や言葉を必要としない沈黙もある。相手の言
> 葉をじっくり吟味しているとき，自分の内面に深く入り込み，ふり返っ
> ているときにも，自然と沈黙になる[3]。

　沈黙にはいろんな意味がある。相手が話してくれないからといって，
こちらが憶測してあれこれ尋ねてしまうと，相手が自分と向き合い考え
る時間を奪ってしまう。相手が感情を伝えられないことを理解した上
で，そばにいて，じっと待つ。そして，自分の言葉で語り出すことがで
きるよう声をかけ，引き出す支援をする。
　リーダーは沈黙をおそれず，相手のペースを尊重して待とう。

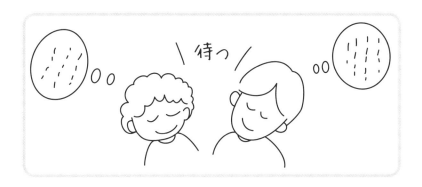

❹オカン式声かけ1・2・3

職場で悩んでいる人がいたら、あなたはどんな風に声をかけるだろうか？　当人自身が悩んでいることに気づいていない場合もある。悩みを1人で抱え、誰にも相談できない場合もある。

カナダの自殺予防の専門家グループがまとめたTALKの原則がある。T：TELL（伝える）、A：ASK（尋ねる）、L：LISTEN（聞く）、K：KEEP SAFE（安全確保）の頭文字である[4]。それを参考にしつつ、私が考えた「オカン式声かけ1・2・3」を紹介する。

【オカン式声かけ1・2・3】
①横並びになれる場所で話す「場所を変えよう」
②観察したことを言葉にする「最近どうしたの」
③安心感がもてる声かけ「いつでもきくよ」

気づいた人が声をかけられる職場環境にするために、すぐに使えるノウハウだ。

①横並びになれる場所で話す「場所を変えよう」

環境を変えてみる。いつもの職場では緊張して話ができない。相手もリラックスできる安心・安全な場所を選ぶ（2人掛けのソファや食堂な

ど)。座り方も工夫する。「対面式で座る」「90度の角度で座る」「横に並んで座る」(図2-16)などそれぞれ特徴がある。

　私は横並びで座ることをすすめている。一緒に居るけれど向き合わない。これで話しやすくする。

　もともと自分から相談しない人は、面談室で対面式で座ってみたところで話すわけがない。自殺防止センターの電話相談は、カウンセリングルームと異なり、顔が見えないから本音で話しやすいと相談者から言われる。

②観察したことを言葉にする「最近どうしたの」

　「最近どうしたの?」と声をかける。その時に、観察して、おやっと気づいたことを言葉にして伝える。例えば「最近どうしたの?　疲れているみたいだけど」「最近どうしたの?　イライラしているみたいだけど」と声をかける。一緒に仕事をしていて気づいたことを言葉にして伝える。効率が落ちている、遅刻が多い、顔色がわるいなど、気になる点があれば声をかける。

a. 対面式で座る

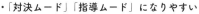
・「対決ムード」「指導ムード」になりやすい
・重要な話をつめる時にはこの座り方がよい

b. 90度の角度で座る

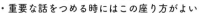
・相手を見ることもできるし、相手から視線を外しても不自然ではないので、見つめられると緊張する相手の場合にはこうした座り方がよい
・現実的な相談に乗る場合などに適している

c. 横に並んで座る
・相手を直接見ないので、「一緒にいる」感が大きい
・気づまりな感じが少なく、軽い話をするのに適している

【図2-16】座る位置

声のトーンは明るめに。「どうしんたんですか」と深刻な声で言うと，もともと心配をかけたくないと思っている人は，相手に遠慮して話さなくなる。だから少し明るめの声のトーンで話す。

③安心感がもてる声かけ「いつでもきくよ」

それでも相手が話そうとしなければ，焦らないことだ。今でなくていい。声をかけただけでも，相手は思い出すことがある。最後に「いつでもきくよ」と声をかけておく。関心をもっているよというメッセージを伝える。味方がいる，見守ってくれる人が職場にいるという安心感をもてる声かけをする。自殺防止センターの電話相談でも，最後に「またしんどくなったらいつでも電話をください」と言って受話器を置いている。

ある日，コメディカルスタッフに声をかけられ，廊下の片隅にあるソファに2人横並びで座った。「眉間にしわ，どうしたの？」と声をかけられた。私はそう言われて，「あっ，私は顔に出るほど悩んでいたんだ」と気づいた。「私でよければいつでもきくよ」と言われ，「味方がいるなあ」と心があったかくなった。

リーダーはスタッフがいつもと違っておかしいなと感じたら，まずは声をかける。安心・安全な場所で，関心があることを表現して，いつでもきけるということを伝える。スタッフは何かあったらきいてもらえるんだと安心する。

リーダーはオカン式声かけ1・2・3でスタッフに声をかけてみよう。

❺問いをつくり，積極的に尋ねる

「辞めたい」と言われた時は，どうなりたいかを問い返す

これまで「辞めたい」という看護師の面接を多く行ってきた。中には，辞めずに今も一緒に働いている仲間がいる。辞めずに残ったある看護師長は，「看護部長室のドアは魔法のドアです。部屋のドアを開ける時は辞める気だったのに，帰りのドアを閉める時は仕事を続ける気に

なっていました。何か面接に仕掛けがあるのですか」と尋ねてきた。

辞めたいという人との面接の時，あなたならどうするだろうか？「どうしたの？」「何で辞めたくなったの？」と理由を尋ね，「辞めないで一緒に働こう」と説得するのではないだろうか？　そのきき方では，辞めることに焦点が当たって本質が見えなくなる。

私は，相手を「辞めたいぐらいの出来事が起きて，今は辞めたい気持ちでいっぱいになっている人」と捉えなおす。面接する時はゆったり構え，問いをつくって尋ね（表 2-5），私と相手の間に紙を置いて，見えるように記述していく。

リーダーは「辞めたい」と言われたら，どうなりたいかを問い返してみよう。

オープン・クエスチョンの問いづくり

前項の辞めたい看護師との面談の内容（表 2-5）を見てもらってもわかるように，コミュニケーションで大切なことは，オープン・クエスチョンだと私は思っている。「うん，うん」とうなずくだけでなく，問いをつくることだ。

ここで，問いのあれこれについて整理してみよう。

主導権を握るクローズド・クエスチョン

クローズド・クエスチョンは「はい」「いいえ」で答える閉じた質問である。現場ではつい，患者に「調子はよいですか？」「大丈夫ですか？」「わかりましたか？」とクローズド・クエスチョンで尋ねてしまう。これでは医療者が主導権を握ってしまい，患者を知ることがむずかしい。

自分と向き合えるオープン・クエスチョン

より相手を知ろうと思ったら，オープン・クエスチョンで尋ねる。開かれた質問で，「何」「どう」「誰」「どこ」「いつ」のような言葉で始まる。答えに自由がある。「病気と言われた時にどんな思いでしたか？」

【表2-5】オカン式　辞めたい人の面接時に行う問い返し

①入職して何年か，今までのキャリア，どんな看護をしているのか？
　→辞めたい気持ちでどんよりとしていた人も，自分の歩んだキャリアを振り返り始める。

②今，現場で力を入れていること，新人教育や患者のケアで気をつけていること，嬉しいこと，よかったことは？
　→スタッフの育成やプロジェクトで活躍している様子を力強く語り出すことが多い。

③尊敬できる看護師は誰か？（実名で具体的に挙げてもらう）
　→キラキラ輝いている人を思い浮かべ，職場の上司や先輩，同僚などの名前が挙がる。

④生活について：どこから通っているか？　子ども，夫，家族の状況は？　働くことをどう思っているか？
　→通勤や家族の状況，子育て支援など困っていないかを確認する。
　　支援ネットワークを探したり，異動の希望，時間（パート）など，本人が大事にするものを尊重して交渉する。
　　働くことについて，子どもに申し訳ないと負い目を感じている場合もある。この場合は，ことがらではなく感情に焦点を当ててく。

⑤職場の人間関係：どんな人がいるか？
　→職場のいろんな人と自分の関係を捉えなおすことで，支えられていることに気づく。

⑥人間関係の課題：
　依存，共依存，境界線がない，課題の分離など。
　自分を中心に置き，どう思っているのか？
　生身の私と仕事をしている私の間で揺れていないか？
　→⑤⑥については，自分軸で語ってもらう。子育てとの両立がうまくいかない看護師が，「夫に『仕事を辞めたら』と言われると揺れる」と話した。私が「他の人に振り回されるのは，何かあるの？」と尋ねる。すると「いつもそう……本当は仕事が好きなのに」と自分の思いに気づく。苦しみから逃れたい（この場合，夫からよく思われないことから解放されたい）と思って仕事を辞めたいと言ったけれど，本音は辞めたくない，他人軸で振り回されていたことに気づく。このように辞めたい理由を確認する。

⑦未来に向かってどうしたいか？　どんな働き方をしたいのか？　must からwant へ変える。自分軸で，どんな働き方をしたいのか？
　→「自分はまだこの職場でやり残したことがある」「この先輩と働きたい」などやりたいことが見えてくる。

⑧こちらから，その人ががんばっていることを具体的に伝える。
　辞められるのは，残念と伝える。一緒に働きたい意思を伝える。
　→最後に，これまできいてきたことから，具体的にがんばっていることをこちらから言葉にして伝える。「こんなに○○の看護を一所懸命やろうとする人が辞めてしまうのは，残念」と伝える。アイ（I）メッセージで，「私はあなたにこの組織に残ってほしい。返事は後日でかまわない，今日はお話をきくだけ」と一緒に働きたい意思を伝え，もう一度会う約束をする。

「自己管理しようと思ったきっかけは何ですか？」「今後はどんな風に生活していきたいですか？」などの問いは，患者が自由に語ることができる。深く尋ねていくことで，患者が自分の思いや気持ちに気づける。

話を促進する中立的質問

　本当にきくということは，「答えはその人がもっている」と信じて伴走していくことだ。きき上手は，問い上手な人。会話を促進したい時は，問いを返してみる。

　　患者「しんどいです。でも誰にも話せない」
　　医療者「誰にも……というのは？」（問い返す）
　　患者「妻にも従業員に心配かけたくないから言えない」（明確化）

「それで？」「具体的にお話しください」など相づちに近い中立的な問いをすることで，患者の感情・思いを引き出せる。自分と向き合う手助けをする。

してはいけない質問

> 　看護婦の質問は，探求の目的，つまり患者に自己についての知識を探らせるのに役立つ。この場合は，「誰が」「いつ」「なにを」で始まる質問が望ましい。「なぜ」という言葉は患者を脅かすことがある[5]。

「なぜ？」「どうして？」という問いは，時に患者を脅かし，患者は責められているような気持ちになる。また，連続する質問，特定の返答を期待する質問，患者を疑うような質問はあまり好ましくないので注意する。

　リーダーは問いの種類を認識し，オープン・クエスチョンで尋ねよう。

真意や本音を知るための問いづくり

　糖尿病の合併症で足の障害をもつ患者が，その観察やケアを拒否するので困った経験がある。足の治療が進まずに悪化するおそれのある患者の真意や本音を引き出すために，ベテラン看護師がどんな問いをしているかをインタビューした。ベテランはさまざまな問いでコミュニケーションをとっていた。

　　　・足を見せると不都合なこととして，どんなことがありますか？
　　　・受診をすると，どんな困る（いやな）ことがありますか？
　　　・これまでの足の受診でどんな思いがありますか？
　　　・足の手当をする時，どんな困ったことがありましたか？
　　　・これまで足の観察やケアをどのようにしてきましたか？
　　　・これまで足をどんな風に使ってきましたか？
　　　・自分の足に対してどのような思いをもっていますか？
　　　・足を切らないといけないと言われた時，どんな気持ちでしたか？
　　　・これからどう生きたいと思いますか？
　　　・あなたが一番大切にしていることは何ですか？

　患者の困りごとや悩み，どんな思いをもっているのかにとどまらず，患者が工夫していることなどプラスの面も尋ねていた。看護師が説得したり，知識を詰め込むよりも，患者は問われることで，今の状態に気づき，受診の必要性や治療の意義を感じとることができる。

　リーダーは真意や本音を知るための問いをつくろう。

一歩踏み込んでかかわり，反応する

　自殺防止のワークショップを実施した時のこと。ロールプレイの際，看護師役は「存在を消したい」という患者役の言葉に戸惑い，問題解決に焦りつつもその先に進めなかった。

　できれば，「存在を消したいっていうのは死にたいということですか？」と一歩踏み込んだかかわりをしたい。真意は相手に尋ねてみない

とわからないし，患者は逃げずに真剣に向き合ってくれる人を求めている。ただ，この場合のようにどうしていいかわからない時は，そのまま「私どうしたらいいかわからなくて……」と素直に反応するのも 1 つの方法だ。こちらの誠実な反応に，患者も応対してくれる。そこから一歩踏み込んだ介入ができる。何も反応しないより，自分が感じたことを言葉にして返していく。勇気を振り絞って踏み込んだ後は，どんな気持ちだったのかきいていく。

　リーダーは，一歩踏み込んでかかわり，反応しよう。

まとめ

ミ「本音を引き出すようにきく」には……ミ

☑ 不快だが健康な感情を表現できるよう引き出す

☑ 安心・安全で，本音を語りやすい場をつくる

☑ スタッフの不平・不満から逃げず，生の声をきく

☑ 感情に焦点を当ててきく

☑ きき方のコツを意識して，きく

☑ 自分の感情に気づき，素直に伝える

☑ スタッフの話をきく時は，事実だけでなく，もつれた感情もきく

☑ 沈黙をおそれず，相手のペースを尊重して待つ

☑ オカン式声かけ1・2・3でスタッフに声をかける

☑ 「辞めたい」と言われたら，どうなりたいかを問い返す

☑ オープン・クエスチョンで尋ねる

☑ 真意や本音を知るための問いをつくる

☑ 一歩踏み込んでかかわり，反応する

📖 引用文献

1) リン・クラーク著，菅沼憲治，ジャレット純子訳：感情マネジメント　アサーティブな人間関係をつくるために．pp.64-65，東京図書，2006.

2) 西原由記子：自殺する私をどうか止めて．p.156，角川書店，2003.

3) 小宮敬子，鷹野朋実，森真喜子ほか：第8章　ケアの人間関係　C　ケアの方法　③—⑥沈黙の意味．武井麻子ほか著，系統看護学講座　専門分野Ⅱ　精神看護学［2］　精神看護の展開．p.24，医学書院，2017.

4) 高橋祥友：あなたの「死にたい，でも生きたい」を助けたい．pp.102-103，講談社，2007.

5) ヒルダ．ペプロウ著，アニタ　W.オトゥール，シェイラ　R.ウェルト編，池田明子ほか訳：ペプロウ看護論　看護実践における対人関係理論．p.238，医学書院，1996.

3 仲間をつくる

困難な課題に立ち向かう時，1人では限界がある。しかし，そこに仲間がいれば乗り越えられるのではないだろうか。自律している1人ひとりが仲間をつくり，助け合う。

> あなたの夢や目標に共感し，共有してくれる，一緒に戦う仲間や，あなたのことをあたたかく，でも時に厳しく見守ってくれる仲間がいると，1人では到底実現できないようなことでも，実現できるようになるのです[1]。

人間力を育むにあたっては，リアルな仲間をつくりたい。なお，SNS上だけでの付き合いの人をここでは仲間とは呼ばない。

いきなりたくさんの仲間をつくろうと思わなくてよい。まずは1人の仲間からはじめて徐々に増やしていけばよい。仲間づくりはチームづくりであり，組織づくりだ。

仲間をつくるには……
❶チームで互いをいかし合う
❷仲間をつくり，居場所をつくる
❸業務改善や変革時は，信念をもってスタッフを巻き込む

❶チームで互いをいかし合う

職場ではそれぞれ個性のある人が集まり，チームを組んで業務を進めることが多いだろう。リーダーは活性化されたチームをつくりたい。

　自律性と協働性，すなわち，主体的でありながらも，相互に依存している。この2つを高いレベルで実現しているのが，活性化されたチームです[2]。

　1人ひとりの個性を大事にしながらも，相互に影響し合うチームだ。互いをいかして，育ち合うことができる。

個性の違う人をいかし合う

　看護の現場では，それぞれ個性のある人がチームを組み，ケアにあたっている。A看護師は，元気がよく仕事をサクサク進める。このAさんについて，一緒のチームのリスク感性の高いB先輩看護師は，「漏れも多いので指導が必要」と言い，機会をみてはAさんを育成している。仕事が丁寧で慎重なC先輩看護師は，「Aさんが私の仕事を手伝ってくれるので助かる」と言う。Cさんに頼られて承認されることで，A看護師のモチベーションは上がる。

　人によって捉え方やかかわり方は違う。「違うこと」は時に不都合だ。しかし，「違うこと」を批判や拒否するのではなく，受け止め，そのいかし方を見つけることで，"お互いさま"の精神で生きられる。

　　明確でしっかりしたアイデンティティをもつ人は，自分の得手・不得手をよくわきまえている。かれらは自分の強みや才能がある分野で活動し，それ以外のことには時間を割かない。（中略）自分の強みや才能，能力を軸にした人間性の統合が不可欠である。まず最初に，そこを直視しなければならない。自分の人生の大半を他人によって規定され，自分が本当に何者なのかに目を向けていない人が珍しくない。（中略）自信と謙虚さは相反するように見えるが実は両立する。「私はこれが得意だ」と自信にあふれている人は，一見すると「謙虚」ではないように見える。（中略）しかし，尊大なのではなく，自信があるというだけである[3]。

　チームで力を発揮するためには，1人ひとりが違う個性をもつと捉

え，その強みや弱みを知り，互いをいかし合えるようにする。

リーダーは 1 人ひとりの個性を捉えた上で，得意分野で活躍できる機会をつくり，いかし合う。

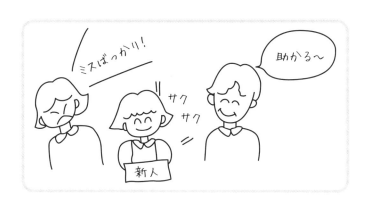

1 人ひとりが役割をもっていかし合う

完璧主義の人は，自分がやったほうが失敗やミスもないからといって人に任せることが苦手だ。リーダーにはこのタイプが多いかもしれない。しかし，それではいつまでたっても自律した人は育たない。新人の時から一緒に実践し，部分的に任せる。その部分が積み重なることで，そのうち全体を任せることができるようになる。その際，任せる方は心の余裕をもとう。任せたものの心配になり，ついじっと監視したくなるが，それだと任された方は緊張してしまう。任せたら時々いなくなってみることだ。任された方は自分 1 人で試行錯誤して，できるようになるし，自信もつく。

任せるというのは，役割を与えることだ。1 人ひとりが役割をもち，かつ期待される存在なのだ。リーダーは仕事をつい抱え込みがちだが，1 人ひとりに役割を与え，助け合うチームにしていく。

リーダーは，1 人ひとりが役割を自覚できるように，仕事を抱え込まずに任せてみよう。

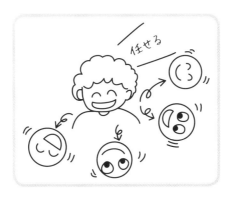

個人ではなく関係性に焦点を当てる

　チームリーダーから，新しく入ったDさんがチームで浮いていると相談された。Dさんはいろんなことを改善したいと思って提案をするが，チームメンバーはついていけないという話だった。「今のチームメンバーはどんな人たちですか？」と私が尋ねると，「これまで長年一緒に働いてきたメンバーで，それぞれのペースでやっていて，仲がよい」と話した。いわば，ぬるま湯体質のチームなのだ。私は「もし，チームメンバーの半分が，Dさんのようなイキイキした人になったらどうなりますか？」と尋ねた。チームリーダーはハッとした表情で，「皆が一緒に考えるチームになると思います」と答えた。

> 　チームは人と人が織りなす関係性（絆）であると見ることもできます。チームがうまくいかないのは，人ではなく互いの関わり方，つまり関係性が悪いのではないかと考えるのです。関係性が悪いから，人の能力もやる気も発揮できていないのだと[4]。

　組み合わせるメンバーによってチームは変化する。チームを捉える時に，個人に焦点を当てるのではなく，人と人の関係性に焦点を当ててみる。リーダーは個人に焦点を当てるのではなく関係性に焦点を当てよう。

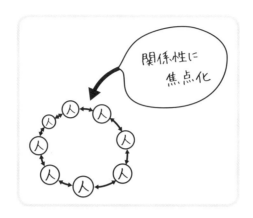

❷仲間をつくり，居場所をつくる

フラットな関係で真剣に話し合える仲間をつくる

　42歳で看護部長になった。管理者としての経験が浅かった私は，管理者同士が育み合える場がほしいと思い，管理者ワーキング会をつくった。お茶を飲みながら，自由な雰囲気の中で，年齢やキャリア，勤務場所も異なる管理者同士が経験を語り，学び合う。管理者育成の仕組みづくりを考えたり，OJT の場のみならず，ソーシャルサポートの役割やストレスマネジメントにも一役買っていた。

> 　「マネジャーとして働き続ける」ためには，準備や学びや覚悟が今まで以上に必要になった，ということです。マネジメントを始める前には，あらかじめ，これから起こるであろうことを知り，またマネジャーになった後には，自らの挑戦課題と向き合い，アクションをとっていく必要があります[5]。

　会議ばかりをやっていてもリーダーは育たない。変化する状況に臨機応変に対応できない。リーダーが課題に向かっていくには，心の余裕と対応策を相談できる環境が必要である。そのためにも，仲間の存在が欠

かせない。同じ管理者という立場で，横並びのフラットな関係で対話をすることで，仲間意識が芽生え，助け合える存在へと成長していける。

リーダーはフラットな関係で真剣に話し合える仲間をつくろう。

新人同士で仲間をつくり，居場所をつくる

新人看護師の指導において，知識や経験を伝えることも大切だが，仲間をつくるという観点から，新人同士が知り合い，話し合い，1つのものを作り上げていくような機会を提供できるとよい。

私は，新人が入職して間もない時期に「不安と期待の袋」というワークショップを行っている。

【「不安と期待の袋」のワークショップのやり方】
・新人看護師に「不安なこと」と「期待すること」をそれぞれ付せんに書いてもらう（無記名）
・「不安の袋」と「期待の袋」にそれぞれ記入した付せんを入れる
・「不安の袋」と「期待の袋」のチームに分かれ，それぞれ対策を考える

「不安の袋」の中には，「新しい職場になじめるか心配」「足手まといにならないか」「いろんなことが覚えられるか不安」など新しい環境や人間関係に関する付せんが多かった。新人同士で話し合い，「本気・元気・根気でやる！」という対策を立て，一致団結して発表した。

「期待の袋」の中には，新生活や病院への期待などが書かれた付せんが多かった。1枚ずつ確認しながら，個人的な感情だと思っていたものを，新人なら誰でもが抱く感情と捉えなおしている。期待を胸に一緒に新しい環境に挑む仲間として，「こういう思いをもちながら，ここに居ていいんだ」という気持ちになっていた。

リーダーは新人同士で仲間をつくり，居場所をつくれるような機会を提供しよう。

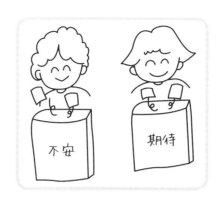

仲間づくりの場は，時間と空間を考慮する

　前項でワークショップを使った仲間づくりを紹介した。ワークショップを行う際は，時間と空間を考慮しよう。

　私が次世代リーダーの研修を行う時は，6回のワークショップ形式としている。チームをつくり，時間内で課題を達成していくプロセスを，単発ではなく繰り返すことで仲間意識が高まる。空間としては，リラックスできる民家で行う。距離を考えた座り方をすると，関係性も近くなる。仲間として育み合うことができる。

> 　時間的な間と空間的な間のあいだには関係がある。（中略）場が狭ければ，狭いほどその変化が早くおきるから，それだけ短期間のあいだに場の共有が進まなければならない[6]。

　リーダーは，仲間づくりの場の設定では，時間と空間を考慮しよう。

❸業務改善や変革時は，信念をもってスタッフを巻き込む

　人は変化に抵抗するものだ。長年慣れ親しんだ習慣や組織の風土を変えることはなかなかむずかしい。ところで，割れ窓効果をご存知だろうか。

実際にニューヨークでは，地下鉄の落書きを消し，防犯対策に力を入れたことと，割れ窓を張り替えたことが，犯罪の減少につながった。

これは何を意味するか。新しいビジョンにコミットする人間が正しいという状況を作り出すことだ。ここで言う割れ窓とは，「従来どおりで構わない」「それはそれで大事だ」という風潮だ。それがほころびになる。そうした風潮を潰していくことが必要になる[7]。

変化に抵抗する人がいるのは当たり前だ。その前提を理解した上で，変化への不安な気持ちを受け止めつつ進める。まずは，「こんな組織にしたい」「職場を変えたい」と声を上げることから始めてみよう。

目的・信念を伝える――業務改善が進まない時

ある看護管理者が部署の業務改善をしようとスタッフに話したところ，「何の問題もないのにわずらわしい。困ります」と文句を言われ，進めるのをやめようか迷ったと話した。私が「何のためにその業務改善をしようと思ったのですか？」と尋ねると，「スタッフの業務の効率が上がり，楽になります」と話した。「スタッフの業務が楽になると，何が変わるんですか？」とさらに尋ねた。看護管理者は，ハッとして「患者さんのところに行く時間が増えます」「そういえば，スタッフは患者と話す時間が少ないと言っていました」と言って目を輝かせた。「業務改善をする目的として，あなたが大切にしている“患者のそばにいる時間を増やしたい”という信念を伝えればいいんじゃないですか？」と言った。数日後，看護管理者はスタッフを集めてその思いを伝え，スタッフの納得のもと業務改善が進んだ。

リーダーはスタッフを巻き込んで新しいことに挑戦したい時は，なぜそれをやりたいのかを突き詰めて考え，大切にしている信念・目的を明確にし，スタッフに伝えてみよう。

職場で改善や変革を進める時のプロセス

職場で改善や変革を進める時に，リーダーが一方的に推し進めてはな

らない。スタッフが納得して進めるためにはプロセスが大事だ（**表2-6**）。

　リーダーはビジョンや目的を明確に伝え，スタッフを巻き込みながら職場での改善や変革を進めよう。

準備を大事にしつつ，タイミングを逃さない

　臨床の現場では，常に問題が発生している。それを課題に変えて，スピーディーに解決していく。ソフトバンクの孫正義社長は超高速PDCA を実践しているという。

> 　新しいプロジェクトを立ち上げるとき，計画（P）を立てることにほとんど時間をかけず，とにかく実行（D）する。そして検証（C）と改善（A）を短期間で繰り返し，大きな目標を達成するために，その分の労力と時間を割くのです[8]。

　看護の現場では，じっくり考える余裕はない。考えながら行動する。課題に立ち向かう時，うまくいかないことがある。失敗を恐れずに課題にまずは挑む。その上で評価し，だめなら改善する。業務改善や変革を進める時，「ああ言われる，こう言われる」と悩んでばかりで進められない人がいる。先述（**表2-6**）したとおり，準備も大事だが，準備にばかり時間をとられてタイミングを逃してしまうことがある。私は「アウトプットが先，インプットは後から」と考えている。まずは，小出しでもよいので進めていき，うまくいかない時は意見をきき，軌道修正していく。

　リーダーは改善や改革を進める際は，準備にばかり時間をとられてタイミングを逃すことのないようにしよう。

【表 2-6】職場で改善・変革を進める時のプロセス

①考え・ビジョンを伝える
 ・リーダーの考え方・ビジョンを伝える
 ・業務の視点ではなく，顧客（患者）の視点で伝える
  例：業務の視点「患者の安全・安楽が守れない」
                    ↓
   顧客の視点「業務を整理すると，患者ケアの時間が増え，患者の安全・
       安楽が確保でき，患者満足につながる」
②準備期間を設け，工程表を作る
 ・スタッフに問題意識・当事者意識をもってもらうために準備期間を設ける
 ・5W1H で工程表を作る
 【いつ（When）】
  ・スタッフに話すまでの準備期間を含め，試行期間を設けるのか
  ・スタッフの意見はどのぐらいの期間受け付けるのか
  ・変革した評価はいつするのか，など
 【どこで（Where）】
  ・スタッフの意見が出やすい場所を選ぶ（カンファレンスの部屋，会議室，休憩
   室に意見箱を設置するなど）
 【誰が（Who）】
  ・改善・変革に関連する人（上司や関連する他部門など）を思い描き，その人
   たちの役割を決めておく
  ・特に，現場でのスタッフのつぶやきや変革への抵抗の声を吸い上げてくれ
   るキーマンを見つける
 【なにを（What）・どのように（How）】
  ・自由な雰囲気の中で意見が出せるように工夫する
   例：非難しない，否定しないなどのルールを決める
     付せんに書き，それを封筒に入れて誰の意見かわからないようする
     模造紙に意見を書いて共有する。
 【なぜ（Why）】
  ・最初にビジョンを語る時，顧客（患者）の視点で説明する。軌道修正や混
   乱した場合に，再度立ち戻る
③ビジョンの浸透のさせ方
 ・改善・改革の必要性を説明する。自分の思いを伝え，態度で示す
 ・スタッフの意見をきく
 ・説明会を数回実施し，目的・手順・注意事項などを明記した書類等を作成する
 ・必要事項は毎日申し送りで伝達する
④スタッフの巻き込み方
 ・個々の得意分野や仕事へのかかわり方をふまえ，その人に適した業務を一緒
  にやってほしいとお願いする
 ・今後の予定や進め方などを周知する
 ・必要事項は毎日の申し送りで伝達する
 ・フロアに用紙を置くなどして，意見を記入してもらう（スタッフの思いを引き
  出しやすくする）
⑤定着とフォロー
 ・定期的な意見交換を行う場をもつ。意見や質問に対してはそのつど対応し，
  必要に応じて改善する
 ・数か月～半年後に結果を振り返る。皆で評価し，変更点や改善点をもう一度
  話し合う。これを繰り返すことで，定着につながる

```
まとめ
```

２ 「仲間をつくる」には……

☑ １人ひとりの個性を捉えた上で，
得意分野で活躍できる機会をつくり，いかし合う

☑ １人ひとりが役割を自覚できるように，
仕事を抱え込まずに任せてみる

☑ 個人に焦点を当てるのではなく，関係性に焦点を当てる

☑ フラットな関係で真剣に話し合える仲間をつくる

☑ 新人同士で仲間をつくり，居場所をつくれるようにする

☑ 仲間づくりの場を設定する際は，時間と空間を考慮する

☑ スタッフを巻き込んで新しいことに挑戦したい時は，
なぜそれをやりたいのかを突き詰めて考え，
大切にしている信念・目的を明確にし，スタッフに伝える

☑ ビジョンや目的を明確に伝え，
スタッフを巻き込みながら職場での改善や変革を進める

☑ 改善や改革を進める際は，準備にばかり時間をとられて
タイミングを逃すことのないようにする

📖 引用文献

1）荻原純一：最高の人生を送る一番の方法はリアルな仲間を作ることだ．p.31，アスコム，2012．

2）堀公俊：チーム・ファシリテーション　最強の組織をつくる12のステップ．p.29，朝日新聞出版，2010．

3）ヘンリー・クラウド著，中島秀隆訳：リーダーの人間力　人徳を備えるための６つの資質．pp.149-151，日本能率協会マネジメントセンター，2010．

4）前掲書2），pp.37-38．

5）中原淳：駆け出しマネジャーの成長論　７つの挑戦課題を「科学」する．p.72，中央公論社，2014．

6）清水博：新装版　場の思想．p.59，東京大学出版会，2014．

7）野田稔，ジェイフィール：あたたかい組織感情　ミドルと職場を元気にする方法．p.166，ソフトバンク　クリエイティブ，2009．

8）三木雄信：マンガでわかる！　孫正義式　超高速PDCA．p.57，宝島社，2018．

4 越境する

　私の周りには看護師というアイデンティティを中心に据えながら，医療の枠を越えて活躍している仲間がいる。点滴をしている小児のためのパジャマを作る会社を立ち上げた人，ナース・ファシリテーターとして起業している人，コーチングの講師として活躍している人など。看護師という同業ながら，働き方はこのようなバラエティに富み，話していると広がりと深さがあって面白い。異業種の人と出会えたら，さらにいろいろな発見があるだろう。これまでいろんなコミュニティに入った。そこでさまざまな分野の人と出会うことで，越境することの大切さを感じた。

　香川は越境のプロセスを次のように述べている。

> 　越境とは，互いにとって異質な文化に触れあうことで，いったん熟達した経験（実践）の層やそれまでのコミュニティのあり方が揺さぶられ（揺さぶりあい）崩れていく過程，すなわち「熟達や既存の枠組みの動揺と破壊」が大なり小なり起こる過程である。そしてそこから新しい振る舞い方やコミュニティ間の関係性を再構築していく過程である[1]。

　「人と人との関係をつくる」（154ページ）や「仲間をつくる」（188ページ）の項でも述べたが，他者の多様な価値観や信念を尊重してかかわることが必要だ。そう頭ではわかっていても，自分の価値観や信念にとらわれてしまいがちである。だからこそ越境してさまざまな人と交流する。そこで自分の当たり前が壊されるような体験をすると，これまでの枠を越えられる。

　越境ときくと「ちょっと怖い」「私にはそんなことできない」と思うかもしれないが，いろいろな越境の仕方がある。「コミュニティに入る」

といっても，知人がいるコミュニティに入ると思えば，少し気持ちが楽
にならないだろうか？　「コミュニティに招く」は，知り合いの異業種
の人を自分のコミュニティ（例えば職場の研修）に招くのだったら，で
きそうだと思えるのではないだろうか？　「コミュニティをつくる」
は，気の合う仲間と小さなサイズのコミュニティから始めると考えたら
どうだろうか？　ここでは，私の越境の実践例を紹介する（表 2-7）。
自分のやりやすい形で挑戦してみてほしい。

　越境するとは……
❶コミュニティに入る
❷コミュニティに招く
❸コミュニティをつくる

【表 2-7】越境の仕方とコミュニティの種類（私の実践例）

越境の仕方	同業種	異業種
コミュニティに入る	・愛知県看護管理研究会 （看護管理者の集い） ・日本腎不全看護学会・日本サイコネフロロジー研究会 （腎不全看護にかかわる人の集い）	・ワークショップデザイナー （異質の人と出会い，新たな発想を生む） ・セミナーコンテスト （ニッチな世界のプロフェッショナルのコミュニティ） ・サクセスナビゲーター® （豊かで応援したい人のコミュニティ）
コミュニティに招く	・多職種事例検討会 （専門看護師を招く）	・次世代リーダーの育成・管理者ワーキング会・主任研修 （異業種の人を招く）
コミュニティをつくる	・大地の会 （職場の多職種の仲間） ・もっと腎不全看護の集い （同じ思いをもった仲間）	・"いのちの根"の集い （異業種の人を含めた気の合う仲間） ・あいち自殺防止センター （自分の強みをいかすボランティア）

❶コミュニティに入る

異質な人に出会い，自分の当たり前を壊す
——ワークショップデザイナー育成プログラム

　一方的に詰め込む教育ではなく，現場で実践できる人材育成をしたいという思いから，青山学院大学のワークショップデザイナー育成プログラムを受講した。名古屋から東京まで3か月間週末に通った。

自分にとっての当たり前が壊される

　ワークショップ・ファシリテーションの学びが刺激的だったことはもちろんだが，多様な人との出会いが驚きの連続であり，財産になった。

　同期は，グラフィックデザイナー，演劇人，ダンサー，音楽家，教員，キャリアカウンセラー，企業の人事担当者，IT関連会社の社員など，医療業界にいると交わることのない人ばかり。プログラムの中では，これらの価値観の異なる人と，話し合いをして時間内に合意形成をしていかねばならない。自分の考えや思いを通すことができない体験をした。自分の頑固さや偏った考えに眠れない日が続いた。医療業界で働いてきた自分にとって当たり前のことが，他の人にとっては当たり前ではないことに気づいた。私にとっての当たり前が壊された体験だった。しんどかったが，自分の価値観や信念などに改めて気づくこともできた。

異質なものを入れることで，新しい発想が生まれる

　異質なものを入れることで，新しい発想が生まれることを研修で学んだ。シャンプーの商品開発を考える授業の際，メーカー側としてシャンプー会社の人が数名，ユーザー側として高校生が数名ほど集められていた。てっきりこのメンバーで話し合うものだと思ったら，そこに住職が招かれた。「シャンプーと住職？」と疑問に思った。住職は持参した掛け軸を2本見せてくれた。1本は地獄絵図，もう1本は極楽絵図だった。話し合いになると，「お風呂では，『はー，極楽〜極楽〜』と言っちゃうよね」という発言が出た。また，2つの掛け軸を見比べて「地獄

絵図はごちゃごちゃしているけれど、極楽絵図はシンプルだ」などの意見が出た。最終的に商品のコンセプトは、ラベルは極楽絵図のようにシンプルなデザインで、香りを感じてもらうとなった。住職がいなければ、極楽絵図にヒントを得たこのような発想は出てこなかっただろう。似た価値観を持っている人と話すだけでは、発想に限界がある。既存のものをリサーチするだけでは、こんな発想は生まれない。異質な人の存在は、まるで"ビックリ水をさす"ようなものだ。

　リーダーは異質な人と出会い、交流して、新たな発想を生もう。

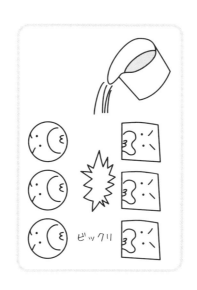

ニッチな世界のプロフェッショナルのコミュニティに入る
──セミナーコンテスト

　セミナー講師を目指し、立石剛代表による日本パーソナルブランド協会主催のセミナー講師養成コースを受講した。「生きていることの大切さを伝える」という自分のミッションを実現するために、プロのセミナー講師からそのノウハウを学びたいという目的で参加した。

看護の領域を異分野の人に伝えることのむずかしさを知る

同じ団体が運営するセミナーコンテスト（以下セミコン）に出場した。約140名の中から，地方大会を勝ち抜いた7名が10分のセミナーを作り，参加者が審査をして1位を競い合うというセミナーの甲子園だ。なんと私は地方大会を勝ち上り，2018年セミコングランプリに出場し，「悩みを抱えた人のホンネの引き出し方」を700人の前で発表し，準優勝した。

私は看護領域での体験をノウハウに変えて，異分野の人に伝えることのむずかしさを感じた。領域を越境して伝える初めての体験となった。

ニッチな世界のプロフェッショナルのコミュニティ

セミコンを勝ち抜くプロセスで300人以上と出会った。LGBTスピーカー，子どもの能力開発，経営者専門の仕立て屋，税金Gメン，ブランド構築専門デザイナーなど，看護師の仕事では接点のない人たちだ。1人ひとりがその分野で活躍しているプロフェッショナルである。私の知らない世界が広がる。今ではセミコンを一緒にサポートする側になっている。セミコンの仲間はニッチな世界のプロフェッショナルである。他の人にはないものをもっていて，コラボレーションすることで新たなものが生まれる。

リーダーはニッチな世界のプロフェッショナルのコミュニティに入り，自分の領域を伝える体験をしてみよう。

豊かで応援し合う人たちのコミュニティに入り，未来から今を思考する ──サクセスナビゲーター®研修

起業することを見据えて，前田出代表のベストライフアカデミーが主催するサクセスナビゲーター®研修を受講した。

応援し合うことで豊かになるという体験

サクセスナビゲーター®で出会った人たちは，社会の第一線で活躍している起業家が多い。ともに自分の夢の実現に向けて，行動や活動を報

告する。直接会うこともあれば, Facebook や ZOOM を活用することもある。よかったことやできたことを報告し, 互いにメッセージを送る。これが励みになり, 夢の実現に近づく。コミュニティをつくり, 応援し合うことで豊かになるという体験をした。

未来から今を思考する逆算思考

サクセスナビゲーター®では, 夢の実現に向けて, 未来から今を思考する逆算思考を学んだ。

【未来から今を思考する】

①人生を終える日を決める

　→最後に家族や仲間からどう思われたいか, 自分はどんな人生だったと思いたいかを考える

②10 年後, 3 年後, 1 年後の未来を描く

　→やりたいこと, 行きたいところ, 買いたいものが具体的に見えてくる

　→「〜したい」ではなく,「やる」「行く」「買う」と決める

私は 95 歳でこの世を去ると仮定して,「自由に生きた人, 人を大事にした人, 対話の場づくりをして, 心といのちのケアをした人, いのちの大切さを伝え, 日本を元気にした人」という姿が見えてきた。そこから, 里山の古民家を買う, 本を出版する, 現任リーダー（がんばリーダー）のための講座を開催するなど, 具体的な未来を描くことができた。ここまで具体化して初めて行動に移せるようになる。そして行動することで, 少しずつ現実になっている。

> 「これからのリーダーは『自分たちが未来を創造する』という視点に立つ必要がある」との我々の主張するところを反映させたものである。また, そのためには常に自分自身を未来に投入し, 未来に起きるであろう事柄に備えていくことが重要であるというメッセージでもある[2]。

　ビジョンを描き，具体的な目標に落とし込む。実践する方法を明確にし，それを行動に移し，さらに習慣化することで現実になる。しかし，1人ではそれを継続することはなかなかむずかしい。コミュニティで夢を語り，応援し合うことで実現する。

　リーダーは，未来に向かって夢を語り合い，応援し合えるようなコミュニティに入ろう。

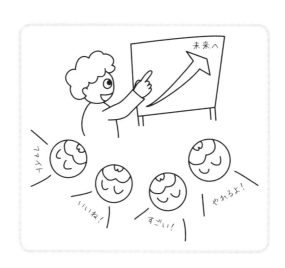

❷コミュニティに招く

　コミュニティに他者を招いてみよう。もともとの知人を招くのもよし，自分が飛び込んだコミュニティで知り合った人を早速招いてみるのもよい。

　私は多職種事例検討会などに，同業だが普段接点がない専門看護師を招いている。これも越境の1つの例だ。

異業種を招いて交流する──次世代リーダーの育成

　次世代リーダー育成研修の中で，「自己理解・他者理解」のワーク

ショップをしている。この際，異業種のワークショップデザイナーに企画・運営・参加をお願いしている。次世代リーダーと異業種の人との交流の機会になるからだ。ある日の対話のテーマは「私の職場の常識（非常識）は？」。看護師と異業種の人が混ざるようにチームをつくり，話し合う。自分の職場との違い，なぜそれが常識（非常識）なのか，どこが衝撃だったかなどをワールドカフェ方式で話し合う。

ワーク終了後，「自分は看護師という仕事しかしたことがなくて，狭い視野で物事を見ていたと感じた」「自分の考え方や視点を変えたいと思った」「自分の頭の固さに気づいた」などの反応が多い。異業種の人と交流することで，さまざまな気づきがある。

もし，あなたが研修プログラムなどをつくる立場で，異業種の知り合いがいたら，ぜひその研修に招いてみてはどうだろうか。

リーダーは異業種の人をコミュニティに招き，交流する場をつくろう。

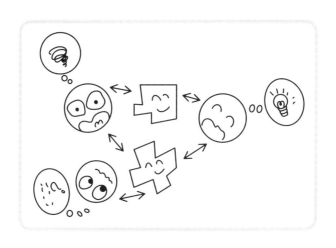

❸コミュニティをつくる

コミュニティに入る・コミュニティに招くという経験をしたら，コミュニティをつくることを考えてみよう。いきなり大きなサイズで異業

種の人も多く含めたコミュニティにしようなどと思わなくてよい。自施設の中で，小さなサイズから始めるのも1つの方法だ。その後，同業だが他施設の人と集う，異業種だが気の合う人と集うなど，少しずつ段階を踏んでコミュニティを増やしてみよう。

自施設の中で小さなサイズの会から始める──大地の会

　20歳代の頃，自施設の中にアイデア委員会が設置された。多職種（医事課・職員課・放射線科・医療相談室・臨床工学部・看護部）のメンバー6人が，部門や職種の壁を越えてアイデアを出し合った。若手の私たちは，「病院を変えるぞ！」というぐらいの勢いでワクワクしながら語り合った。その委員会解散後，メンバー6人で「大地の会」を作った。年2回ほど飲み会やレンタカーを借りて遠出している。病院での昔の出来事，家族のこと，仕事のこと，老後はどうするか，など何でも話す。元々は職場の委員会活動で知り合ったが，仕事を越えた関係性が長く続いている。

　自施設の中から始める形でよい。リーダーは，小さなサイズのコミュニティをつくってみよう。

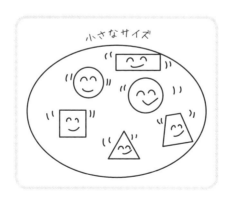

同じような思いをもった仲間から始める──もっと腎不全看護の集い

　日本腎不全看護学会や日本サイコネフロロジー研究会で知り合った看

護師たちと話していると，「病院の中には話の通じ合う人がいない」「もっといい看護をしたいと思って活動すると，病院の中で浮いてしまう」「上司が自分の専門性を認めていかそうとしてくれない」といった悩みをたくさんきく。学会に参加する人は，向上心もあり，社会を変える力がある人たちだ。同じような思いをもつ人を集めて，もっと腎不全看護の集いを発足させた。この会は，「腎不全看護に関心がある人が集い，経験を語り合い，学び合うことで気づきが生まれ，腎不全看護の魅力を再発見する」ことを目的としている。

最初は 8 名からスタートしたが，日本全国から語りの場を求めて口コミで参加者が増えている。年に 2 回ほど，学会がある時の夜にご飯を食べ，お酒を飲んで語り合うというゆるい会にしている。参加者の所属は，大学病院，専門病院，透析クリニック，看護大学などさまざまだ。キャリアも，管理者，透析看護認定看護師，ベテラン，経験の少ない人など幅がある。はじめて学会に参加した看護師を管理者が連れて来るケースもある。

毎回テーマを抽象的に設定しておき（例：「日々の悩み・もやもやしていること」「腎不全看護をやっていてよかったと思った時を語ろう」），何を話してもいいようにしておく。学術的な話というよりは，臨床で起こっているアレコレを語り合う。これが実践的な学びの場になっている。違う施設の看護師と語り合うことで，新たな気づきや職場では言えない本音が出る。リラックスした雰囲気の中で仲間意識が高まる。

リーダーは同じような思いをもった人のコミュニティをつくり，楽しい集いの企画から始めてみよう。

気の合う仲間（異業種）でコミュニティをつくる──"いのちの根"の集い

医療や看護の枠を越えて，大人が真剣に「いのち」「生きる」を語り，学び合う場をつくりたいという思いから 2007 年に気の合う看護師 4 人で "いのちの根" の集いを立ち上げた。口コミで広がり，今では老若男女，医療関係者以外の参加（保育士，キャリアカウンセラー，主婦，教員，出版社社員，自営業など）も増え，100 人以上のコミュニティに

なっている。年に1回，20〜40人が集まって語り合う。毎年参加する
人もいれば，何年間か欠席した後に復活する人もいる。

「いのち」「生きる」について語り合うと，「目からウロコでした」「共
感してもらえて，私の考えでいいんだと思えた」という感想をきく。何
度も参加している人は，「新しい仲間ができた」「自分を定期的に振り返
る機会になる」と語ってくれる。大人が本音で語り合い，自分の枠を越
え，他者とつながるコミュニティになっている。

> 「第一の場所」である家は，個人の自由意志で行動することは可能です
> が，家族以外の他者とかかわりをもつことができません。一方，「第二の
> 場所」である職場は，他者とのかかわりの中で行動しますが，そこには
> 従わなければならない規則や，組織全体としての目的が存在しているた
> めに，個人の自由な行動が制限されることになります。
> それに対して，「サードプレイス」とは，強制されない自由を保ちつ
> つ，他者とのゆるやかで心地よい関係を構築することができる空間とい
> うことです[3]。

職場や家庭以外で，人と真剣に語り合う機会というのは少ないもの
だ。サードプレイス（第3の
場所）をもって，真剣に大人
が集い，語り合う大切さを改
めて感じた。

リーダーはサードプレイス
で異業種の人と集うコミュニ
ティをつくろう。

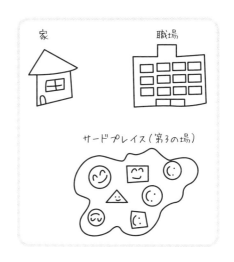

自分の強みをいかしたコミュニティをつくる——あいち自殺防止センター

　自殺防止センターの電話相談でのエピソードをこれまでいくつか述べてきたが，これはボランティアでの活動だ。設立の経緯は，まず2009年に愛知県で開催された自殺防止のワークショップに参加した数名と"いのちの根"の集いのメンバー数名で，あいち自殺防止センターの設立準備会を発足させた。その後，NPO法人化し，寄付を集め，電話相談の基礎研修と実習を受けて，2011年に正式にスタートした。公的機関や他団体との連携，啓発活動など，限られた人数で事業を展開してきた。それぞれが仕事をもちながらの活動なので，互いを労い，無理をしないようにしている。

　ボランティア活動を8年継続してみて，1人の力は小さいけれど，それぞれが自分の強みや得意なことをいかし合うボランティアのコミュニティをつくることで，社会に貢献できることを実感している。

　リーダーは自分の強みや得意なことをいかして社会に貢献するコミュニティづくりを考えてみよう。

まとめ

「越境する」とは……

- ☑ 異質な人と出会い，交流して，新たな発想を生む

- ☑ ニッチな世界のプロフェッショナルのコミュニティに入る

- ☑ 未来に向かって夢を語り合い，応援し合えるような
  コミュニティに入り，自分の領域を伝える体験をする

- ☑ 異業種の人をコミュニティに招き，交流する機会をつくる

- ☑ 小さなサイズのコミュニティをつくる

- ☑ 同じような思いをもった人のコミュニティをつくり，
  楽しい集いの企画から始める

- ☑ サードプレイスで異業種の人と集うコミュニティをつくる

- ☑ 自分の強みや得意なことをいかして社会に貢献する
  コミュニティをつくる

📖 引用文献

1) 香川秀太，青山征彦編：越境する対話と学び　異質な人・組織・コミュニティをつなぐ．p.40，新曜社，2015．

2) ボブ・ヨハンセン著，伊藤裕一，田中良知訳，鹿野和彦監訳：未来を創るリーダー10のスキル　不確実性を生き抜く新たな人材の条件．p.35，日本能率協会マネジメントセンター，2013．

3) 中原淳，長岡健：ダイアローグ　対話する組織．p.204，ダイヤモンド社，2009．

5 対話の場をつくる

　本書ではここに至るまで経験を振り返ったり，本音で語り合ったりするための場の必要性を述べてきた。これからのリーダーには，このような皆が育み合うための場をつくることが求められる。

　対話の場をつくることのできる人材を育成したいと思い，看護管理者から中堅看護師を対象に，浦山絵里氏を招き，「ワークショップ・ファシリテーション」の研修を実施した。学んだ人たちが体験型学習を取り入れ，主体的に学び合う場づくりを実践できるようになって，組織が活性化した。対話の場をつくることをいろんな場面で実践している。

　　対話の場をつくるには……
　　❶対話とは
　　❷リラックスできる環境をつくる
　　❸安心・安全な場が生まれるファシリテーション
　　❹共有〜拡散〜収束〜共有の４つのステージ
　　❺プログラムをつくり，実践する

❶対話とは

会話・対話・議論

　普段は意識することの少ない話し合いの３つのモード（会話・対話・議論）の違いを表 2-8 に示す。堀は『対話する力』で次のように述べている。

　　　ひとつの言葉の背景（コンテクスト）にはさまざまな経験，知識，価値観など，大げさにいえばその人の人生があります。それが分からない

【表 2-8】 会話・対話・議論

会話	・交流のための話し合い ・目的は情報や気持ちを交換しながら，知識や経験を共有し，関係を深めること ・普段のおしゃべり（井戸端会議）など
対話（ダイアローグ）	・探求と発見のための話し合い ・A という意見と B という意見に対して，その上をいく新しい C という意見をみんなで探し出す ・対話の成果は「意味の発見」
議論（ディスカッション）	・交渉のように異なる意見をぶつけ合い，最良の意見を選び取るのが議論 ・合意形成や問題解決を目的とした話し合い ・一般には会議という議論の場を意味する

（堀公俊：チーム・ファシリテーション　最強の組織をつくる 12 のステップ．pp.49-51，朝日新聞出版，2010．の記述をもとに作成）

と，本当の意味で理解や共感などできません。（中略）対話を進める時には，「いま言った○○という言葉はどういう意味？」としつこく言葉の定義を問うていくことが大切になってくるのです。（中略）今，社会の中で対話が不足しているとしたら，一歩踏み出して人とかかわっていこうという勇気が欠けているのかもしれません[1]。

リーダーは，一歩踏み込んだ対話をして，自己理解・他者理解を深めて，互いに育み合おう。

対話の 4 つのポイント

対話にあたって，私が大切にしている 4 つのポイントがある。

【対話の 4 つのポイント】
①他の人の意見をまずきく
　まずは，判断を保留して他の人の話しをよくきくことで自分の考えが深まる。

②言葉の意味を尋ねる

経験によって言葉の意味は人それぞれ違う。「どういう意味ですか？」と尋ねてみる。経験してきたことが違うもの同士が，意見を交わすことで対話が深まる。

③思い込みを打ち破る

「あの先輩は言ってもきいてくれない」「あの医師は自分のことばかり考えている」など，画一的な見方や固定観念が対話の妨げになる。「他の考え方ができないだろうか」と一度疑ってみる。自分の思い込みを打ち破る。そうすることで新たな視点が生まれる。

④正解はない，対立も OK

「それぞれがもつ当たり前は違う」を前提とする。対立したら「なるほど！」「そういう考え方があったのか！」と OK を出す。正解ではなく，自分なりの意味を発見する。

リーダーは対話のポイントをおさえながら場をつくろう。

対話の場が生まれるワークショップ

対話の場をつくる際に，ワークショップが欠かせない。中野はワークショップを次のように定義している。

> ワークショップとは，講義など一方的な知識伝達のスタイルではなく，参加者が自ら参加・体験し，グループの相互作用の中で何かを学び合ったり創り出したりする，双方向的な学びと創造のスタイル[2]。

また，ワークショップに共通する特徴として，「参加」「体験」「相互作用」の３つを挙げている（図 2-17）。

「参加」：参加者は受け身ではなく主体の場である。

「体験」：頭で考えるだけでなく，心や身体の全体を使った体験の場である。

「相互作用」：特定の講師から一方的に学ぶのではなく，参加者がお互

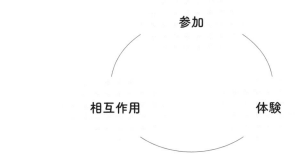

【図 2-17】ワークショップの 3 つの特徴
（中野民夫：ファシリテーション革命 参加型の場づくりの技法. p.41，岩波書店，2003.）

いから学び合う。そのためには安心・安全な場をつくる必要がある。

リーダーは参加・体験・相互作用が生まれる対話の場をつくろう。

❷リラックスできる環境をつくる

学びの場には，参加者主体の場となるように，リラックスできて，楽しい環境づくりが求められる。いろんな体験ができ，個人で振り返った後に他者と分かち合い，さらに自由に話し合い，学びを深められる環境を考えたい。

中野はワークショップの必須条件として，①場づくり，②プログラム，③ファシリテーションを挙げ（図 2-18），場づくりを次のように述べている。

> まず初めは，人の集まる「場」をどのように設定するかという「場づくり」である。広い意味では，事前の告知や参加案内などを含めて，どんな企画にするか，参加者が会場に集って始める時にどんな状態で始められるか，など雰囲気作り全体を指す[3]。

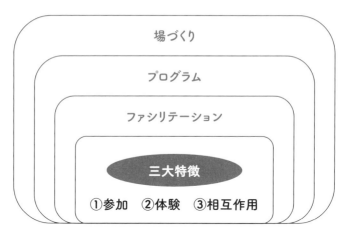

【図 2-18】ワークショップの必須条件
(中野民夫：ファシリテーション革命　参加型の場づくりの技法. p.44, 岩波書店, 2003. を一部改変)

カフェの雰囲気の中での新人看護師研修

　新人看護師を対象とした研修の時のことだ。緊張感を和らげて，リラックスした雰囲気の中で行いたいと思い，カフェを意識した場づくりをした。

　【リラックスした雰囲気づくり（例：カフェ風）】
　・1 グループは 4〜5 人，全部で 5 テーブルをセッティング
　・会場の壁にカフェ風のポスターを貼る
　・音楽を流す
　・各テーブルに庭に咲いていた花を飾る
　・おやつと飲み物を用意（メニューを作成して自由に好きなものを注文できる）
　・ファシリテーター（先輩看護師）はエプロンとバンダナを着用（カフェの店員風）
　・チェックインでは，ファシリテーターが参加者に招待状と飲み物チケットを渡す。各テーブルに案内したあと，ファシリテーター

が注文を受ける

　新人看護師は，驚きつつも笑顔になった。場が和み，リラックスした雰囲気の中で，メンタルヘルス，人生設計，コミュニケーション・アサーションなどを主体的に学んだ。

　リーダーは，参加者の対話が生まれるようなリラックスした環境をつくろう。

❸安心・安全な場が生まれるファシリテーション

　安心・安全な場所が保障されてはじめて対話は促進される。安心・安全な場づくりのカギとなるのがファシリテーターだ。ファシリテーターの声のかけ方，目線，立ち位置などによって場の雰囲気は変わる。参加者が主役であることを忘れずに，リラックスできるように声をかけていく。

> 　これらの器や流れを作りながら，ワークショップを進行させていく機能が「ファシリテーション」であり，担う人が，「ファシリテーター」である。(中略) 基本的な心構えとしては，ワークショップの場を支配したりコントロールするのではなく，その場全体を「ホールドする」(保つ，支える，保持する) という視点ではないだろうか[4]。

新人育成のためのスタッフ学習会

　新人をこれから迎える先輩看護師を対象に「自分も相手も大切にできる」をテーマにワークショップを実践した。語り合うことで，癒し合い，励まし合い，認め合うことが目的だ。

　対象は入職1年以上の看護師で，師長や主任も参加した。役職があっても，このワークショップ中は横並びの同じ立場であることを意識づけるために，ファシリテーターは「何を言ってもOK！　否定をしない」というルールを伝え，安心・安全な場になるようにした。

　チェックイン時に「自分にとって癒しとは？」のテーマで写真を1枚選んでもらっていると，「癒しの写真？　選べない」「この中に癒しの写真なんてないよ」などの声がきかれた。ファシリテーターが「癒しのイメージに近いものでもいいですよ」「直感で選んでもいいよ」と声かけしたところ，スムーズに写真を選び，後のペアでの語りも和やかに行うことができた。このようなファシリテーターのちょっとした声かけで雰囲気は変わる。

　リーダーは場全体をホールドし，安心・安全な場にしよう。

問いをつくり投げかける

　『ワークショップ・デザイン』の中に「問いが思考の質を決める」と題した項目がある。

> 　テーマは，私たちが何を考えるか，どのように考えるかを決めます。そういう意味で，テーマは問い（発問）にほかなりません。
> 　どのような問いを投げかけられるかによって，私たちの思考や発想はもちろん，私たちの心構えまでもが影響されます[5]。

　先述した新人をこれから迎える先輩看護師たちの学習会で，新人指導での困りごとをいくつかピックアップして伝えた上で，「こんなに大変な思いや現状があるにもかかわらずがんばっていること，『にもかかわらず……』を書いてください」と投げかけた。それぞれが「にもかかわらず……」がんばっていることを思い浮かべ，言葉にして伝え合った。きいている他の参加者が思ったことや感じたことをそれぞれ一声かけながら“いいね”と書かれたシールを貼っていく。「みんな苦労してるんだ」「そのやり方，私もやってみよう」と互いをねぎらいつつ，よい部分を取り入れようとする言葉がきかれた。問いをきっかけに自分で自分を認め，さらに互いを認め合うことができた

　リーダーは問いをつくり，投げかけよう。

❹共有～拡散～収束～共有の4つのステージ

ワークショップを進めていく時，①共有，②拡散，③収束，④共有の4つのステージがあることを知っておこう（図2-19）。この流れにそって話し合いを進めると，創造的な成果につながりやすい。

【共有～拡散～収束～共有の4つのステージ】
①共有のステージ：さまざまな情報や目的・ゴール設定などを共有し，参加と相互作用の根底を作る段階
②拡散のステージ：自由な発想でアイデアを拡げ，多様な可能性をふくらませる段階
③収束のステージ：具体的な成果に向かって意見を集約し，まとめていく段階
④共有のステージ：今までの成果を確認し，次に向けてのステップを明確にする段階[6]

いきなりワークに入るのではなく，導入部分を設けるとその後のワー

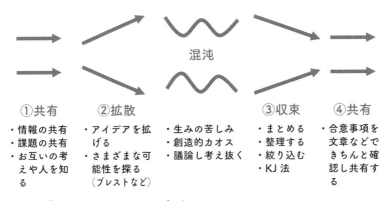

【図2-19】ファシリテーションのプロセス
この流れに沿って話し合いを進めると，創造的な成果につながりやすい。
（中野民夫：ワークショップ　新しい学びと創造の場. pp.185-187, 岩波書店, 2001. を参考に作成）

クがうまくいくことが多い。4 つのステージでいうところの①共有のステージだ。ここで，アイスブレイクの時間をつくるのがおすすめ。参加者が互いを受け入れる準備ができる。

中野はアイスブレイクを次のように述べている。

> 初めて顔を会わせる人も多いだろうから，まずは不要な緊張を解き，心身ともに居心地の良い関係を築いて，受け入れる準備を整えていこう。緊張した硬い氷のような雰囲気を壊すという意味で，「アイスブレイク」とか「アイスブレイキング」とか呼ばれる[7]。

アイスブレイクで緊張をほぐす

訪問看護ステーション・デイサービスセンター・居宅支援事業所の 3 つの事業所が 1 つの棟に入っている介護事業所の相談役をやっていた時のことだ。看護師・理学療法士・生活相談員・介護福祉士・介護士・ケアマネジャー・事務員など多職種が働いており，互いを知るための交流会を実施した。参加者が集まったら，まずはアイスブレイクとして次のような自己紹介を行った。

【アイスブレイクとしての自己紹介】
- ①名前（呼ばれたい名前），②所属・職種，③今の気持ち，④今，自分がはまっていること，を A4 用紙に書く
- 名刺代わりにその用紙を見せながらペアで自己紹介する。
- 人を探しながら回り，できるだけ多くの人と知り合う

これまで話をしたことがない人と話ができ，会場は一気に盛り上がった。場がなごみ，その後のワークでも話がしやすそうだった。

このアイスブレイクとしての自己紹介では，声を出す，よばれたい名前を示して対等な関係をつくる，ペアを探して歩くために身体を動かすなどの点を工夫している（図 2-20）。

リーダーはアイスブレイクで参加者の緊張をほぐそう。

拡散・収束で気づきを生む場にする

　アイスブレイクの後，「こんな職場はいやだ！」「こんな職場にしたい！」というワークを行った。ワークショップは初めてという人も多かったので，「参加者皆が話す，人の話をきく，他の人の話を批判しない」などのルールを説明した（図2-20）。

【「こんな職場はいやだ！」「こんな職場にしたい！」のワーク】
「拡散」
・多職種のグループ（4〜5名）で「こんな職場はいやだ！」をたくさん出し合う
・1人がA3の用紙に皆の意見を書く（付せんを貼る形も可）
・ルール：「質より量」「自由に」「出た意見につなげる」「できるだけ多く意見を出したグループには景品あり」
「収束」
・次いで「こんな職場にしたい！」をテーマに，話し合う
・「こんな職場はいやだ！」を反転させ，紙に書く
・最終的に1つの意見に絞り込む

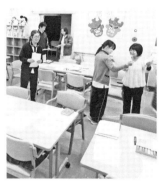
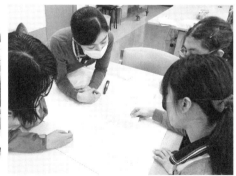

【図2-20】対話が生まれるワークショップ
左：アイスブレイクとしての自己紹介。記入した紙を見せ合いながら多くの人と知り合う。
　　声を出す，ペアを探して歩くために身体を動かすなどによって，緊張がほぐれる。
右：拡散と収束。意見を出し合い，その後絞り込んでいく。

スタートの合図とともに各グループが一気に盛り上がりをみせ，日頃の不平不満や問題が数多く出た。これらは，仕掛け次第で，明日から個々が取り組む課題へと転換できる。

リーダーは拡散・収束のスキルを使って，気づきを生む場にしよう。

❺プログラムをつくり，実践する

次世代リーダー育成研修の最終回では，次世代リーダーたちがプログラムを考えてワークショップを運営する。ワークショップとファシリテーションについてミニ講義をした後，これまで参加者として体験したワークショップやサブファシリテーターとして参加したワークショップを振り返る。その後，プログラムデザインのための時間を設ける。

30分のワークショップのプログラムをチームでつくる。テーマを選び，対象，ゴールを決める。オリエンテーション→アイスブレイク→実践→リフレクションを企画に盛り込む。

チームに分かれ，場づくりから実践まで行う。プログラムの作成側ではないチームは，対象になりきって参加する。実践後には皆で振り返る。「場をつくることの楽しさと大変さを知った」「自分たちの考えたワークショップで，いろいろな意見や反応を見るのはおもしろかった」「一緒につくりあげることで，仲間づくりの意識がもてる」など手応えを感じている反応が多い。

「プログラム作成手順」を，山内は次のように示している。

> プログラムの作成を進める際は，導入から順番に考え始めるのではなく，まず活動の中心となる「創る活動」の課題設定から考えていく[8]。

スタッフと一緒に，それぞれの現場に合った対話の場づくりをぜひ実践してほしい。

リーダーは，プログラムをつくり，対話の場づくりを実践してみよう。

まとめ

「対話の場をつくる」には……

- ☑ 一歩踏み込んだ対話をして，自己理解・他者理解を深めて，互いに育み合う

- ☑ 対話のポイントをおさえながら場をつくる

- ☑ 参加・体験・相互作用が生まれる対話の場をつくる

- ☑ 参加者の対話が生まれるようなリラックスした環境をつくる

- ☑ 場全体をホールドし，安心・安全な場にする

- ☑ 問いをつくり，投げかける

- ☑ アイスブレイクで参加者の緊張をほぐす

- ☑ 拡散・収束のスキルを使って，気づきを生む場にする

- ☑ プログラムをつくり，対話の場づくりを実践する

引用文献

1) 中野民夫, 堀公俊：対話する力　ファシリテーター 23 の問い. pp.29-30. 日本経済新聞出版社, 2009.

2) 中野民夫：ファシリテーション革命　参加型の場づくりの技法. p.40. 岩波書店. 2003.

3) 前掲書 2). p.43.

4) 前掲書 2). pp.44-45.

5) 堀公俊, 加藤彰：ワークショップ・デザイン. p.64. 日本経済新聞出版社, 2008.

6) 中野民夫, 森雅浩, 鈴木まり子ほか：ファシリテーション　実践から学ぶスキルとこころ. pp.125-126. 岩波書店. 2009.

7) 前掲書 2). p.73.

8) 山内祐平, 森玲奈, 安斎勇樹：ワークショップデザイン論　創ることで学ぶ. p.60. 慶応義塾大学出版会, 2013.

おわりに

がんばっている現任リーダーと不安を抱える次世代リーダーへ

　自分を置き去りにして他者のために一所懸命がんばっている現任リーダーが，この本を読み，少し肩の荷が下りたならば嬉しい。周りとつながり，仕事を他者に任せながら，一緒に育み合ってほしい。自分にリーダーが務まるだろうかと不安を抱える次世代リーダーは，この本を読み，リーダー像が変わっただろうか。求められているのは，カリスマ的強いリーダーではなく，1人ひとりがリーダーシップを発揮できるようにしかけをつくり，仲間と育み合うリーダーだ。リーダーとしての"あり方"が重要になる。それを体現するために，軸となる「人間力」の育み合い方を，実践事例を交えながら紹介した。現場で取り組む際の参考にしてほしい。

　医療・介護現場のみならず，"心といのちのケア"の専門家（オカン）として新たなコミュニティでの活動も紹介した。リーダーには，多様な生き方や働き方をしている人，考えや価値観が異なる人と協働し，合意形成を図ることが求められる。異分野の人とかかわり，新たな発想を生むことも大事だ。家・仕事場とは違うサードプレイスを見つけ，交流し，自分にとっての当たり前を壊し，人間力を育んでほしい。

　執筆にあたり，多くの医療・介護現場の現任と次世代リーダーに協力いただいた。私の思いを引き出し，サポートしてくれたオフィス JOC スタッフの江崎眞知子さん，岡山今日香さん，岡山明日香さんに感謝する。出版にあたり，「岡山さんの本を出したい」と熱望してくれた医学書院の北原拓也さん，私の意図を汲んで形にしてくれた染谷美有紀さんに感謝する。

　AI 時代に求められるのは，「人間力」「人間関係力」「対話の場をつくる力」だと考える。その中でも軸となる「人間力」をこの1冊にまとめた。自分1人では育めない。だから相互作用をいかして仲間と横並びで育ち合うのだ。ぜひ人とつながっていってほしい。

2020 年 3 月　　　　　　　　　　　　　　　　　　　　岡山ミサ子